一本书看懂妇科常见病

YIBENSHU
KANDONG
FUKE
CHANGJIANBING

王晓媛◎主编

不孕症
卵巢功能低下
多囊卵巢综合征
复发性流产
异常子宫出血
盆腔炎

U0273204

山西出版传媒集团　山西科学技术出版社

一本书看懂妇科常见病编委会

主　审　蔡连香

主　编　王晓嫒

副主编　毛逸斐　杨梦婷

编　委　刘辉艳　陈燕霞　朱晓彤　韩烁烁

　　　　　孙旭辉　王凯丹　关　煜　王继红

理论结合实际 助你提高诊治水平

智能阅读向导为正在阅读本书的你，提供以下专属服务

名校课程

理论课堂，打好医学科学研究基础

超声图解

专业图解，助你掌握超声报告解读

妇科歌诀

朗朗上口，轻松记忆妇科诊治要点

扫码添加智能阅读向导
加入学习交流社群

＊＊＊＊＊＊＊＊＊＊＊＊＊＊＊＊＊＊＊＊＊＊＊＊＊＊

☑ **读书笔记**：高效记录书中精华，提高阅读效率

☑ **读者交流圈**：与同行沟通交流，获取诊治经验

前　言

　　1955 年 12 月，中华人民共和国国务院及中央人民政府规划的第一所大型中医院西苑医院建院。国内妇科名宿郑守谦、钱伯煊等，群贤毕至，坐诊西苑。专家们博学敬业，各有专长，医术精湛，经验丰富。西苑医院妇科中医传统优势特色很快呈现，享誉海内外。

　　厚德载物，人才辈出。在郑守谦、钱伯煊等前辈的带领下，蔡连香妇科疑难杂症诊治不断突破，特别是不孕不育症研究屡有创新。蔡教授现已成为全国名老中医药专家学术经验指导老师，荣获"首都国医名师"称号。书中选录的蔡连香临床医案，凝注着丰富的辨证论治思想和化新智慧，具有深刻的启发性和典型性。

　　薪火相传，自强不息。经过半个多世纪的发展，西苑医院妇科临床、科研、教学成果不断，事业逐步壮大。年门诊量逾 10 万人次，涉及病种 30 余项，形成了以不孕症、卵巢功能低下、多囊卵巢综合征、复发性流产等为诊治重点的中西医结合特色妇科团队。

　　本书依托中国中医科学院第三批研究生教育教学改革

研究项目——二级提纲结合名老中医病例导入式妇科临床教学研究，以及中国中医科学院西苑医院"青师计划"项目进行编写。遵循简要实用、易于理解、便于掌握的编写原则，将部分常见妇科病模块化、条理化，以"概述—提纲—验案"的形式贯穿全书，旨在为妇科规培生、进修生、实习生及广大临床妇科工作者提供学习便利和参考。

首都国医名师、中国中医科学院西苑医院蔡连香教授多次审阅书稿并亲自指导修改，黄欲晓主任多方支持，为书稿顺利编写创造条件。朱馥丽、谢京红、高山凤、周佩云、杨智杰、胥丽霞、王砚宁等各位老师大力帮助，在此深表谢忱。本书编写过程中，参阅并引用了大量文献资料，特向相关作者一并表示衷心感谢。限于编者水平有限，纰缪之处在所难免，尚祈方家学者有以教我，以匡不逮。

编者

2022 年 2 月于北京西苑

目 录

一、妇科炎症

（一）阴道炎

1. 概述

　　阴道炎是妇科最常见疾病，可发病于各年龄段。阴道炎是指阴道黏膜及黏膜下结缔组织炎症。常见的阴道炎有细菌性阴道炎、念珠菌性阴道炎、滴虫性阴道炎、萎缩性阴道炎。临床以外阴瘙痒、灼痛及白带性状改变为主要特点，常见性交痛。感染累及尿道时，可有尿痛、尿急等症状，属于中医学"带下病""阴痒"范畴。

2. 西医知识网络图[1]

疾病特点
- 普遍易感性　约75％女性一生中至少患过1次阴道假丝酵母菌病，45％女性经历过2次或2次以上的发病
- 年龄特点
  - 滴虫性阴道炎、阴道假丝酵母菌病、细菌性阴道炎育龄期女性高发
  - 萎缩性阴道炎常见于自然绝经或人工绝经后妇女
- 不良结局　妊娠期细菌性阴道炎可导致绒毛膜羊膜炎、胎膜早破、早产；非孕女性可引起子宫内膜炎、盆腔炎、子宫切除术后阴道断端感染

临床表现
- 滴虫性阴道炎　阴道分泌物增多及外阴瘙痒，间或有灼热、疼痛、性交痛等。分泌物特点为稀薄脓性、泡沫状、有异味
- 阴道假丝酵母菌病　外阴瘙痒、灼痛、性交痛以及尿痛，部分患者阴道分泌物增多。分泌物为白色稠厚呈凝乳状或豆腐渣样
- 细菌性阴道炎　有鱼腥臭味的稀薄阴道分泌物增多，可伴有轻度外阴瘙痒或烧灼感，性交后加重。分泌物为灰白色，均匀一致，稀薄
- 萎缩性阴道炎　外阴灼热不适、瘙痒。阴道皱襞消失、萎缩，黏膜充血。阴道分泌物稀薄，呈淡黄色，感染重呈脓血性白带，可伴性交痛

	滴虫性阴道炎	阴道分泌物中找到滴虫即可确诊
诊断	阴道假丝酵母菌病	阴道分泌物中找到假丝酵母菌的芽生孢子或假菌丝即可确诊
	细菌性阴道炎	采用 AMSEL 临床诊断标准，下列 4 项中有 3 项阳性，即可诊断：①线索细胞阳性；②匀质、稀薄、灰白色阴道分泌物，常黏附于阴道壁；③阴道分泌物 pH > 4.5；④胺试验阳性
	萎缩性阴道炎	根据绝经、卵巢手术史、盆腔放射治疗史及临床表现，排除其他疾病才能诊断。
治疗	滴虫性阴道炎	全身用药：初次治疗可选择甲硝唑 2g，单次口服；或替硝唑 2g，单次口服；或甲硝唑 400 mg，每日 2 次，连服 7 日。性伴侣同时治疗
	阴道假丝酵母菌病	消除诱因 局部用药：克霉唑栓剂，每晚 1 粒（150mg），塞入阴道深部，连用 7 日；咪康唑栓剂，每晚 1 粒（200 mg），连用 7 日 全身用药：氟康唑 150 mg，顿服 重度及复发性本病需要延长疗程

治疗

细菌性阴道炎　全身用药：首选甲硝唑 400 mg，每日 2 次，口服，共 7 日；局部用药：甲硝唑栓剂 200mg，每晚 1 次，连用 7 日；或 2% 克林霉素软膏阴道涂抹，每次 5g，每晚 1 次，连用 7 日

萎缩性阴道炎　① 补充雌激素，增加阴道抵抗力
② 抗生素抑制细菌生长

3. 中医知识网络图[2]

带下过多

病因病机
内在病因：湿邪为患，脾肾功能失常
外在病因：感受湿热、湿毒之邪
核心病机：任脉不固，带脉失约

辨证要点　根据带下的量、色、质、气味的异常及伴随症状，舌脉辨寒热、虚实

治疗原则　祛湿止带

带下过多
- 分型论治
  - 脾虚证——完带汤——健脾益气，升阳除湿
  - 肾阳虚证——内补丸——温肾助阳，涩精止带
  - 阴虚夹湿证——知柏地黄汤——滋肾益阴，清热祛湿
  - 湿热下注证——止带方——清热利湿止带
  - 湿毒蕴结证——五味消毒饮加土茯苓、黄柏、茵陈、薏苡仁——清热解毒，利湿止带
- 艾灸治疗
  - 主穴选阴陵泉、丰隆、带脉
  - 湿热下注加行间、丘墟
  - 肾阳虚证加肾俞、关元、命门、太溪
  - 脾虚证加脾俞、足三里、隐白、太白

4. 蔡连香对本病的认识

蔡连香教授认为，阴道炎乃湿邪为患，与肝、肾、脾功能失调密切相关。本病虽然是局部病变，但整体辨证论治是取效的根本方法。诊治思路见下图。

阴道炎
- 诊断：通过妇科检查、分泌物检查、TCT 检查等西医手段明确诊断
- 病因：湿邪
  - 外湿：外感湿邪
  - 内湿：脾虚、肾虚
- 辨证论治
  - 虚证
    - 脾虚证——健脾益气，升阳除湿——完带汤
    - 肾虚证——温肾培元，固本填精——右归丸
    - 肝肾阴虚证——调补肝肾，滋阴降火——知柏地黄丸、左归丸
  - 实证
    - 湿热下注证——清热利湿，解毒杀虫——龙胆泻肝汤、二妙丸、易黄汤
    - 热毒蕴结证——清热解毒除湿——五味消毒饮
  - 虚实夹杂——肝郁脾虚证——健脾化湿，疏郁止带——自拟健脾止带汤
  - 外用　自拟止痒霜、自拟痒安汤

　　除辨证论治外，蔡老治疗阴道炎还重视内外并治，以下列举其常用内服、外洗方药。

内服经验方：自拟健脾止带汤[3]

　　药物组成：党参、白术（苍术）、茯苓、山药、柴胡、薏苡仁、黄柏、车前子（草）、白果、败酱草、白芍、陈皮、生甘草

　　功能：健脾化湿，疏郁止带。

主治：白带过多或伴腰酸腹痛属带下病者。

方解：《傅青主女科》曰："带下俱是湿证""脾精不守，不能化荣血以为经水，反变成白滑之物。"说明带下病与湿邪、脾失健运关系密切。健脾止带汤以党参、白术（苍术）、山药健脾化湿，车前子（草）、薏苡仁利湿，黄柏、败酱草清下焦湿热；佐柴胡、白芍疏肝以防肝木侮脾，再以白果止带，陈皮理气，生甘草调和诸药。本方实为完带汤、二妙丸、易黄汤合方加减而成，寓补于散，使脾土不湿，肝血不燥，则带下可止。

加减：见热象或黄带，加蒲公英、金银花、连翘；腹痛，加延胡索、川楝子、制香附；腰酸痛，加川续断、桑寄生；盆腔积液，加生黄芪、汉防己、泽泻；盆腔包块，加莪术、三棱、马鞭草；带下伴瘀血，加生蒲黄、五灵脂。

外洗经验方[4]：

①**自拟止痒霜**：蛇床子 15g，苦参 12g，连翘 10g，黄柏 10g，薄荷 10g，枯矾 6g，冰片 3g。

热重者加金银花、蒲公英、紫花地丁、大黄等；湿重者加苍耳子、白鲜皮、藿香、车前子或车前草等；肝火重者加白蒺藜、木贼草、夏枯草等；虫邪侵袭加百部、土槿皮等。

②**自拟痒安汤**：蛇床子 15g，淫羊藿 12g，苦参 15g，栀子 10g，何首乌 10g，补骨脂 10g，当归 10g，白鲜皮

15g，赤芍 10g。除急性期外，一般慢性炎症均可加减应用。

附： 阴道微生态[5]

阴道微生态

正常阴道微生态

- 形态
  - ①阴道菌群密集度Ⅱ～Ⅲ级
  - ②多样性Ⅱ～Ⅲ级
  - ③优势菌：乳酸杆菌
- 功能学
  - pH：3.8～4.5
  - 乳酸杆菌功能正常
  - 白细胞酯酶等阴性

异常阴道微生态

- 形态
  - Nugent 评分≥7 分　诊断细菌性阴道炎
  - Dorders 评分≥3 分　诊断需氧菌性阴道炎
  - 病原微生物发现滴虫　诊断滴虫性阴道炎
  - 发现真菌假菌丝、芽生孢子　诊断念珠菌性阴道炎
- 功能学
  - 过氧化氢酶：提示可能菌群失调
  - 唾液酸苷酶：提示可能有厌氧菌感染
  - 白细胞酯酶：提示可能有阴道炎症反应
  - β-葡萄糖醛酸苷酶：提示可能有需氧菌感染
  - 乙酰氨基葡萄糖苷酶：结合 pH 判断是否有念珠菌阴道炎或滴虫性阴道炎
  - pH≥4.8：滴虫
  - pH≤4.6：念珠菌阴道炎

附： 常见阴道炎图谱

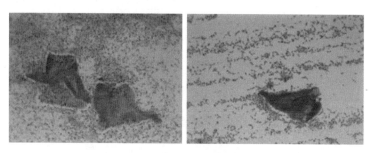

图 1　细菌性阴道炎

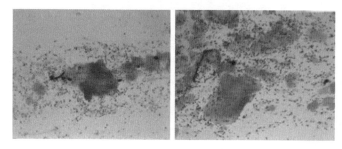

图 2　霉菌性阴道炎

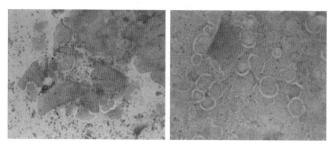

图 3　滴虫性阴道炎

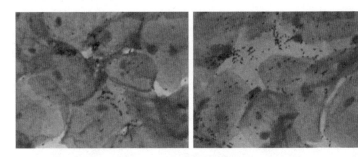

图 4　需氧菌性阴道炎

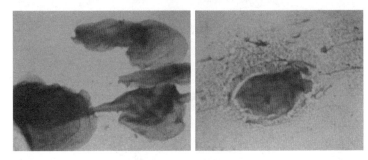

图 5　老年性阴道炎

参考文献

［1］谢幸，孔北华，段涛，等．妇产科学（第 9 版）［M］．北京：人民卫生出版社，2018：238 - 245.

［2］谈勇．中医妇科学［M］．北京：中国中医药出版社，2016：135 - 138.

［3］蔡连香．蔡连香妇科临证经验［M］．北京：北京科学技术出版社，2016：69 - 70.

［4］肖承悰，吴熙，王少玲，等．中医妇科名家经验心悟［M］．北京：人民卫生出版社，2009：606.

［5］安瑞芳，张岱，刘朝晖，等．阴道微生态评价的临床应用专家共识［J］．中华妇产科杂志，2016，51（10）：721－723.

（二）盆腔炎性疾病

1. 概述

盆腔炎性疾病[1]是指女性上生殖道感染引起的一组疾病，包括子宫内膜炎、输卵管炎、输卵管卵巢脓肿和盆腔腹膜炎。盆腔炎性疾病的病原体有外源性及内源性两个来源。外源性病原体主要为性传播疾病的病原体，如沙眼衣原体、淋病奈瑟菌、支原体等。内源性病原体包括需氧菌和厌氧菌。炎症可局限于一个部位，也可同时累及几个部位，以输卵管炎、输卵管卵巢炎最常见。盆腔炎有急慢性之分，临床上盆腔炎性疾病后遗症大多由急性盆腔炎迁延不愈转变而成，是女性的常见病、多发病。患者可出现异位妊娠、不孕症、慢性盆腔痛及盆腔炎性疾病反复发作等临床表现，严重影响了女性的生理、心理健康。盆腔炎病情缠绵、证型复杂多变，临床治疗有一定的难度。中医学中没有"盆腔炎性疾病后遗症"病名的记载，归属于"带下病""月经不调""不孕症""癥瘕"等范畴。

2. 西医知识网络图[2]

病原体　2 个来源，通常为混合感染：外源性的衣原体和淋病奈瑟菌感染造成输卵管损伤后，继发内源性的需氧菌及厌氧菌感染

疾病特点

感染途径　4 条途径：①沿生殖道黏膜上行蔓延；②经淋巴系统蔓延；③经血液循环传播；④直接蔓延

高危因素　7 种高危因素：①年龄 15～25 岁；②性活跃期妇女；③下生殖道感染；④子宫腔内手术操作后感染；⑤性卫生不良；⑥邻近器官炎症直接蔓延；⑦盆腔炎性疾病再次急性发作

临床表现

下腹痛持续性、活动后或性交后加重

阴道分泌物增多

病情重者可出现发热、高热、寒战、头痛、食欲缺乏

伴随其他系统症状

合并腹膜炎:出现消化系统症状如恶心、呕吐、腹胀、腹泻

伴有泌尿系统感染可有尿急、尿频、尿痛症状

若有脓肿形成，可有下腹包块及局部压迫刺激症状

若有输卵管炎的症状及体征，并同时有右上腹疼痛者，应怀疑有肝周围炎症

诊断标准[2]
- 最低标准 子宫颈局部或子宫压痛或附件区压痛
- 附加标准
  - 体温超过 38.3℃（口表）
  - 子宫颈异常黏液脓性分泌物或脆性增加
  - 阴道分泌物湿片出现大量白细胞
  - 红细胞沉降率升高
  - 血 C - 反应蛋白升高
  - 实验室证实的子宫颈淋病奈瑟菌或衣原体阳性
- 特异标准
  - 子宫内膜活检组织学证实子宫内膜炎
  - 阴道超声或磁共振检查显示输卵管增粗，输卵管积液，伴或不伴有盆腔积液、输卵管肿块，腹腔镜检查发现盆腔炎性疾病征象

抗生素治疗
- 非静脉给药方案
  - 方案 A：头孢曲松或头孢西丁（也可选用其他三代头孢类抗生素）
    - 为覆盖厌氧菌加用硝基咪唑类药物
    - 为覆盖沙眼衣原体或支原体，加用多西环素或米诺环素或阿奇霉素
  - 方案 B：氧氟沙星或左氧氟沙星同时加用甲硝唑
- 静脉给药方案
  - 方案 A：头霉素或头孢菌素类药物
  - 方案 B：克林霉素与氨基糖苷类联合方案
  - 方案 C：青霉素类与四环素类联合方案
  - 方案 D：氟喹诺酮类与甲硝唑联合方案

3. 中医知识网络图[3]

急性盆腔炎

病因病机　本病主要机制为湿、热、毒交结，邪正相争于胞宫、胞脉，或在胞中结块，蕴积成脓

辨证要点　根据发热特点、下腹疼痛、带下异常等情况，结合全身症状、舌脉综合分析

分型论治

热毒炽盛证	五味消毒饮合大黄牡丹汤	清热解毒，凉血消痈
湿毒壅盛证	银翘红酱解毒汤	解毒利湿，活血止痛
热毒蕴结证	仙方活命饮去穿山甲、当归、皂角刺，加蒲公英、败酱草、薏苡仁、土茯苓	清热利湿，活血止痛

盆腔炎性疾病后遗症

病因病机　病因复杂，可概括为湿、热、瘀、寒、虚5个方面。湿热是主要致病因素，瘀血阻遏是根本病机

辨证要点　以实证或虚实夹杂证多见

分型论治

湿热蕴结证	银甲丸	清热利湿，化瘀止痛
气滞血瘀证	膈下逐瘀汤	疏肝行气，化瘀止痛
寒湿瘀滞证	少腹逐瘀汤	祛寒除湿，化瘀止痛
气虚血瘀证	理冲汤	益气健脾，化瘀止痛
肾虚血瘀证	温胞饮	温肾益气，化瘀止痛

4. 蔡连香对本病的认识

盆腔炎性疾病后遗症 {

　病因病机 {
　　虚实夹杂：气虚为本，湿热瘀结为标
　　湿、热、瘀、虚为病理特点

　治则治法 {
　　扶正祛邪 {
　　　首先扶正，并清热，利湿，祛瘀
　　　结块则软坚散结

　　药物治疗 {
　　　内治法：扶正以益气健脾补肾为主，祛邪以活血化瘀，清热利湿，行气解郁，散寒除湿为主
　　　外治法：灌肠、外敷

　　非药物治疗 {
　　　身心同调，饮食兼顾
　　　调整作息，适当运动，预防复发

4.1　病因病机

　　蔡老认为本病病因每于经期或产后、胞门未闭之时，毒邪乘虚侵袭，若素体虚弱，正虚则无力祛邪外出，导致毒邪与瘀血相搏结，阻滞冲任胞脉，气血不通而发病。

4.2　治则治法

4.2.1　内治法

　　通过扶正培本，使正气充足，加以清热解毒化湿、活血化瘀药治疗，祛邪外出。扶正以益气健脾补肾为主，方以理冲汤（《医学衷中参西录》）加减；祛邪主要以活血化瘀，清热利湿，行气解郁，散寒除湿为主，且以活血为

基础。若久病有结块者，蔡老通常用生黄芪、太子参、茯苓益气健脾，莪术配黄芪增加活血之力，当归、鸡血藤、红藤、川芎养血活血，元胡、没药止痛，败酱草、蒲公英清热解毒，车前草清下焦湿热，陈皮、神曲健脾和胃。陈皮、半夏、菖蒲、远志、浙贝母化痰软坚，若包块日久，加鳖甲、穿山甲、皂角刺、黄药子可消包块。

4.2.2 外治法

①灌肠

蔡老常用灌肠中药基本方：柴胡、黄芩、赤芍、败酱草、蒲公英、没药、徐长卿，煎汤100～150mL，肛门保留灌肠，日1次，10次为1个疗程。经期停用。药理研究表明，柴胡、徐长卿有抗炎、抗过敏作用[4]。盆腔炎性疾病后遗症的病灶主要在盆腔，直肠给药通过肠黏膜吸收，直达病灶，渗透至盆腔病变部位，增强局部血流量，改善微循环，从而松解炎性粘连，起到抗炎、杀菌、消肿的作用。且药物不经肝脏代谢，也避免了药物对胃肠的刺激。内服与灌肠合用，相得益彰，从而获得满意疗效。

②外敷

蔡老根据临床经验自拟外敷方治疗盆腔炎，疗效显著。该方以千年健、白芷、当归尾、威灵仙、桂枝、青陈皮、败酱草、没药、生艾叶、透骨草为基本方，随症加减。外敷方法：取上药布包（第一次蒸药上洒水少许）蒸20～30分钟，外敷腹部，每日1～2次，1剂可反复蒸敷10

次。注意事项：急性炎症期、经期、未避孕治疗者基础体温上升5~7天后停用。千年健、威灵仙可祛风胜湿、通络止痛；白芷辛温香燥，善除阳明经湿邪而燥湿止带；生艾叶、透骨草可重用至100g，温经止痛作用较强；败酱草有清热解毒，破血行瘀，消痈排脓之功；桂枝、当归、没药温经活血；青皮、陈皮疏肝破气，消积化滞；上药外敷，可直达病灶，共奏温经活血，祛风除湿，通络止痛之功。寒湿重者可加川椒增强温经散寒之力，痰瘀阻滞者酌加红藤、红花、三棱、莪术、石见穿、马鞭草活血化瘀，软坚散结，抗炎止痛；病久者加虫类药蟅虫、水蛭破血逐瘀通络，可改善微循环，抗凝血。

蔡老认为，在慢性盆腔炎诊断方面，须借助西医的检查技术，重视并掌握妇科检查的第一手资料，再进行辨证施治。在治疗方面，根据患者的病情、病程、以往用药的病史制订不同的治疗方案，选用中药口服、代茶饮、外敷或灌肠多种方法交叉治疗。结合现代药理学研究的最新成果，西为中用，提高临床疗效。治疗慢性盆腔炎后期不能只用清热解毒的药物，尚需扶正，即提高机体免疫力，方中常加益气扶正之药；同时还要让患者保持心情舒畅，清淡饮食，适当运动，规律作息，通过扶正培本，使正气充足，正复邪可除。

5. 蔡连香治疗盆腔炎验案

案一：杨某，女，39岁，已婚，2017年7月10日因

"间断性小腹疼痛7月余，加重伴腰酸痛10天"初诊。末次月经：2017年6月30日，7天净。既往孕2产2（2000年、2016年顺产女儿）。

患者诉2016年产后十余天恶露排净后，阴道持续少量黄色分泌物，质稀，无异味，间断出现小腹疼痛，于外院就诊，建议抗感染治疗；患者处于哺乳期，拒绝使用抗生素。后下腹隐痛反复发作，外院诊断为"盆腔炎性疾病后遗症"，具体治疗不详，症状缓解不明显。

2017年7月1日无明显诱因下腹疼痛明显加重，阴道有异物感，分泌物量明显增多，色黄，伴腰酸痛，纳食可，大便干，小便灼热。妇科检查：阴道前壁膨出，阴道分泌物多，色黄；宫颈肥大，轻度脱垂；宫体后位，活动度差；双侧附件区增厚，压痛明显。舌体胖，质红，苔黄腻，脉弦。

西医诊断：盆腔炎性疾病后遗症；中医诊断：妇人腹痛。

中医辨证：虚实夹杂，气虚为本，湿热瘀结为标。

治法：益气升提，清热利湿，化瘀止痛。

处方：柴胡10g，黄芩10g，黄芪20g，车前草10g，陈皮10g，茯苓20g，败酱草15g，升麻6g，桑寄生10g，蒲公英15g，苍术10g，生蒲黄15g，当归10g，赤芍12g，丹参15g，黄柏6g，牡丹皮10g，延胡索12g，白扁豆12g，郁金10g。7剂，日1剂，早晚饭后200mL口服。配合灌肠方：柴胡 6g，徐长卿 6g，忍冬藤 15g，生薏苡仁 12g，威灵仙 10g，贯众 10g，川续断 10g，没药 6g，7 剂。并嘱患者保持心情舒畅，清淡饮食，适当运动。

2017 年 7 月 27 日二诊：患者诉阴道异物感消失，分泌物减少，腹痛及坠胀感较前减轻，腰酸痛减轻，纳食可，夜寐安。

上方去生蒲黄、苍术，加炒白术 12g。灌肠法仍遵上方。

2017 年 8 月 10 日三诊：患者诉小腹偶有疼痛，阴道黄色分泌物减少，质黏，无异味，肛门偶有坠胀感，纳可，眠安，大便干，小便灼热感减轻。

上方去炒白术、黄芩、黄柏、赤芍、桑寄生，加芡实 15g，白果仁 6g，白梅花 6g，7 剂。灌肠方：红藤 15g，苍术 10g，威灵仙 10g，贯众 10g，徐长卿 6g，柴胡 6g，土茯苓 12g，川续断 10g，没药 6g，黄柏 6g，蛇床子 6g。

2017 年 8 月 25 日四诊：患者诉阴道黄色分泌物明显减少，无异味，无肛门坠胀感，无腹痛，纳眠安，二便调。方用参苓白术散加减，以健脾利湿益气巩固治疗。患者坚持治疗 3 个月后，诸证消失。

按：蔡老认为患者因产后体虚，湿热之邪乘虚而入，湿热之余邪与气血搏结于冲任胞宫，则见少腹疼痛；阴道分泌物多，色黄，为湿热下注所致；大便干，小便有灼热感，为湿热熏灼下焦，灼伤津液所致；患者房劳多产，久病气虚升提无力，故见阴道异物感，活动后肛门坠胀；舌体胖，质红，苔黄微腻，脉弦，为湿热瘀结，肝气不疏之象。故本证属虚实夹杂，气虚为本，湿热瘀结为标，方中柴胡、黄芪、升麻健脾益气，升阳举陷，提高机体免疫力；蒲公英、败酱草、黄芩、黄柏、车前草清热除湿；牡丹皮、赤芍清热凉血祛瘀；茯苓、苍术、白扁豆健脾益气燥湿；生蒲黄、当归、赤芍、丹参活血化瘀止痛；延胡索、郁金疏肝解郁；桑寄生祛风湿，补肝肾，强筋骨；诸药相合，共奏清热除湿、化瘀行滞之效。配合中药灌肠方清热利湿止痛。蔡老认为灌肠方可增强口服方之功，起到药半功倍之效。

案二：安某，女，49 岁，已婚，2019 年 1 月 10 日因"左下腹胀痛半年，加重 2 天"于我院妇科病房住院治疗，请蔡老查房。

患者诉半年前无明显诱因开始出现左侧下腹胀痛，未予重视，疼痛反复发作。2 天前腹痛症状明显加重，于妇科门诊就诊，口服甲硝唑及头孢地尼抗感染治疗，缓解尚不明显，遂收入我院妇科病房。现左下腹胀痛，白带量多色黄，盗汗，纳差，恶心，二便正常，舌淡暗，苔黄厚腻，脉细数。

妇科检查：阴道分泌物多，色黄；宫颈肥大；宫体前位，活动可，无压痛，左侧附件区增厚，压痛明显。

辅助检查：2019 年 1 月 10 日 B 超示左输卵管迂曲状

低回声 8.5cm×6.8cm，考虑输卵管积水。患者口服抗生素出现恶心、头晕等不良反应，遂停用。

西医诊断：盆腔炎性疾病后遗症，输卵管积水；中医诊断：妇人腹痛，癥瘕。蔡老认为患者证属肝郁实热下注胞宫，治以疏肝清热利湿，软坚散结，化瘀止痛。

处方：柴胡 12g，黄芩 12g，党参 15g，清半夏 10g，金银花 15g，车前草 20g，败酱草 15g，瓜蒌 20g，茯苓 15g，陈皮 10g，马鞭草 15g，生鸡内金 10g，丹参 12g，神曲 15g，生甘草 6g，益母草 15g。7 剂，水煎服，日 2 次。灌肠方：柴胡 10g，蒲公英 15g，汉防己 10g，徐长卿 6g，没药 10g，莪术 6g，浙贝母 10g，野菊花 10g，桑寄生 15g，赤芍 10g，龙葵 10g。

2019 年 1 月 17 日复诊，诸证好转，偶有左下腹胀痛，大便一天 3～4 次，纳食不香，白带黄，无异味。舌暗，苔黄腻，脉细弦。B 超提示左输卵管迂曲状低回声 3.6cm×1.9cm。

处方：上方去金银花、陈皮、益母草，加桑叶 10g，白豆蔻 6g，浮小麦 30g，鳖甲 30g，连服 7 剂。后患者无明显腹痛腹胀，输卵管积水明显减少，诸证缓解。

按：蔡老认为患者平素精神压力较大，情志不畅，肝气郁结，可见小腹胀痛；肝气郁久化火，湿热之邪下注胞宫，故见白带量多色黄；肝气横逆犯脾，脾失健运，可见纳差、恶心；结合舌暗，苔黄腻，脉细数，符合肝郁脾虚、湿热下注之象，治以疏肝清热利湿，软坚散结，化瘀止痛。小柴胡汤具有抗炎、抗过敏、调节免疫等作用[5]，在治疗盆腔炎方面应用广泛。处方以小柴胡汤为基础，加金银花、败酱草、马鞭草等清热解毒药可增强疗效，车前草、瓜蒌燥湿化痰，茯苓、陈皮、神曲、鸡内金健脾和胃；丹参、益母草活血利水。同时配合清热解毒、活血通络的灌肠药治疗。二诊时，患者症状明显减轻，因患者汗多，故加浮小麦、鳖甲敛阴止汗，桑叶清头面之热，白豆蔻温化寒湿。

参考文献

［1］刘朝晖．盆腔炎症性疾病诊治规范（2019 修订版）［J］．中华妇产科杂志，2019，7（54）：433－437.

［2］谢幸，孔北华，段涛，等．妇产科学（第9版）［M］．北京：人民卫生出版社，2018：251－260.

［3］谈勇．中医妇科学［M］．北京：中国中医药出版社，2016：267－274.

［4］张斌，熊述清．国医大师褚国维治疗特应性皮炎临床经验探析［J］．中国中医基础医学杂志，2019，51（2）：17－19.

［5］张志雄，刘春芳，等．小柴胡汤的药理作用及临床应用研究进展［J］．中医药临床杂志，2021，3（33）：580－584.

二、异常子宫出血

本章节主要介绍部分结构性异常子宫出血内容。排卵障碍性异常子宫出血将在生殖内分泌疾病章节进行论述。

（一）子宫内膜息肉

1. 概述

子宫内膜息肉[1]是子宫内膜局部良性结节状突起，由纤维结缔组织、局部血管、子宫内膜腺体构成，是育龄期女性最常见的内膜病变之一。子宫内膜息肉以经期延长、经量增多、月经间期出血、不规则阴道出血及不孕等为主要临床表现，但是部分子宫内膜息肉并无明显临床症状，只有在超声或宫腔镜检查时才能被发现。近年来，子宫内膜息肉的发病率呈逐年升高趋势。目前，宫腔镜下子宫内膜息肉摘除术是诊治子宫内膜息肉的"金标准"，但存在术后易复发的特点。目前，有关子宫内膜息肉复发的机制尚不完全明确，研究表明，子宫内膜息肉的发生发展与遗传因素、免疫因素、内分泌因素、细胞增殖或凋亡失衡因素及血管生成因素等密切相关[2]，但目前具体发病机制尚不明确。

2. 西医知识网络图[2]

子宫内膜息肉

- 定义　子宫局部内膜过度增长，由子宫内膜腺体、间质和血管组成
- 分类
  - ①功能性
  - ②非功能性
  - ③腺肌瘤性
- 临床表现
  - ①异常子宫出血
  - ②不孕
  - ③痛经
- 检查
  - 首选 B 超
  - 金标准：宫腔镜检查病理诊断
- 治疗
  - ①目标：摘除息肉，消除症状，减少复发
  - ②方案
    - 保守治疗
    - 药物治疗
    - 手术治疗

3. 中医知识网络图[3]

定义 指妇女小腹内的结块，伴或胀，或痛，或满，并常致月经或带下异常，甚至影响生育的疾病

分类与关系
- 癥者，坚硬成块，固定不移，痛有定处，病属血分
- 瘕者，积块不坚，推之可移，痛无定处，病属气分
- 关系：常先气聚成瘕，日久则血瘀成癥，二者不易分开

病因病机
- 病理因素：气滞、瘀血、痰湿、湿热
- 主要病机：邪气聚结于冲任、胞宫、胞脉，久而聚以成癥瘕

诊断
- 病史：情志抑郁、经行产后感邪、月经不调或带下异常病史
- 症状
  - 出血：经量增多或经期延长
  - 疼痛：平素或经行小腹疼痛
  - 带下异常
- 检查
  - 妇检可见异常包块
  - B超、CT、MRI、腹腔镜、宫腔镜检查

鉴别诊断 妊娠子宫、卵巢囊肿、子宫肌瘤、盆腔炎性包块等

辨证要点
- 辨善恶：通过生长速度、质地、活动度辨良恶性
- 辨虚实
  - 实邪多属瘀、痰、寒、湿、热等
  - 虚者以气虚、肾虚多见
- 辨分期
  - 初期以实邪为主
  - 中期以邪实正虚为主
  - 后期则以正虚为主

治疗原则　活血化瘀，软坚散结，即"血实宜决之"

辨证论治

气虚血瘀——香棱丸——行气活血，化瘀消癥

寒凝血瘀——少腹逐瘀汤——温经散寒，祛瘀消癥

痰湿瘀结——苍附导痰丸——化痰除湿，活血消癥

气虚血瘀——四君子汤合桂枝茯苓丸——补气活血，化瘀消癥

肾虚血瘀证——肾气丸合桂枝茯苓丸——补肾活血，消癥散结

湿热瘀阻证——大黄牡丹汤——清利湿热，化瘀消癥

其他治法　中成药：桂枝茯苓胶囊、宫瘤消胶囊、大黄䗪虫丸、丹鳖胶囊等

4. 蔡连香对本病的认识

子宫内膜息肉属于中医学"癥瘕"范畴，蔡老认为子宫内膜息肉的中医治疗优势在于无手术适应证患者的治疗及术后预防复发。

癥瘕之形成是邪实正虚。因此，经后用药应审身形之壮弱、病势之缓急，不宜一味攻伐，要遵"大积大聚，衰其大半而止"的原则，如古人所谓"养正则积自除"[4]。

采用中药治疗时，必须辨证与辨病相结合，对恶性肿瘤或有可能恶变的肿瘤应以西医治疗为主、中药为辅，及时定期复查，防其变化，以免延误病情。

5. 蔡连香治疗子宫内膜息肉术后验案

任某，女，42岁，以"阴道不规则出血5个月"为主诉于2021年5月18日收入我院妇科病房。现病史：2021年1月患者出现阴道不规则少量出血，淋沥不尽，自述2020年10月于我院行TCT、HPV检查无异常，予地屈孕酮片10mg日2次口服治疗。2021年4月19日复查妇科超声提示：子宫肌瘤，子宫腺肌症，宫腔内稍高回声，1.2cm×1.0cm，内膜息肉样病变? 内膜厚1.22cm。门诊以"子宫颈息肉、子宫内膜息肉"收入院，入院症见：阴道少量出血，间断腹痛，纳眠可，二便调。月经及婚育史：患者平素月经规律，14/28天，量少，痛经，近5个月出现阴道不规则出血。末次月经：2021年5月13日。孕2产1，2005年10月药物流产，2007年10月自然分娩产1男。住院后于2021年5月19日行宫腔镜探查术＋子宫内膜息肉切除术＋诊刮术＋曼月乐环放置术，患者无生育要求，故在术中放置曼月乐环，减少出血量，降低子宫内膜息肉复发可能。

术后第1天，蔡老教学查房时患者刻下诉偶有轻微腹痛，少量阴道出血，偶有头晕乏力，无发热恶寒，无恶心呕吐，已解小便，大便不成形。查体：生命体征平稳。腹软，无压痛及反跳痛，无肌紧张。舌淡红有瘀点，边有齿痕，苔薄白微黄，脉弦滑。

辅助检查：血常规未见异常。雌激素 6 项、血清卵巢功能、甲状腺功能 7 项均未见异常。诊断：癥瘕。

辨证：气虚血瘀，兼夹郁热。

治法：软坚散结，兼清郁热。

处方：茜草炭 10g，仙鹤草 15g，墨旱莲 10g，女贞子 10g，生黄芪 15g，党参 15g，炒白术 12g，芡实 12g，海藻 10g，陈皮 10g，鳖甲 20g，牡蛎 30g，佩兰 10g，蒲黄炭 10g，白花蛇舌草 12g。患者服药 5 剂后血止，精神状态恢复，无特殊不适。病情平稳，准予出院。出院后 2 周患者门诊复诊，未有明显不适症状。

按：患者以"阴道不规则出血 5 个月"为主诉入院，属中医"崩漏"范畴，应灵活运用"塞流""澄源""复旧"三法。"塞流"即止血，患者属漏下，治漏宜养血理气。"澄源"即求因治本，考虑患者因子宫内膜息肉出现漏下症状，故行宫腔镜手术切除。患者以"阴道不规则出血 5 个月"为主要临床表现，属中医学"崩漏"范畴。因患者 B 超提示有子宫内膜息肉，并在宫腔镜检查及术后病理得到证实。中医学无"子宫内膜息肉"的病名，崩漏的概念应除外异常子宫出血中器质性病变，故将其归为"癥瘕"辨治。患者术后仍少量出血，血虚则不养神，血为气之母，气血同源则气亦虚。患者平素工作劳累，脾气虚，故见头晕；术后进一步损伤正气，故乏力困倦。大便溏稀，舌淡有齿痕，舌上见瘀点，为脾气虚之象，脾气亏虚，推动无力，积聚为癥；气虚固摄无权，血不循经，逸于脉外，在舌形成瘀点，在下从阴道而出形成崩漏。但脉反弦滑，舌脉不符，考虑可能受环境、输液或情绪影响，进而舍脉从证。故治法以益气摄血为主，因脾主升清与统血，用黄芪、党参、炒白术三味，加芡实健脾止泻。瘀血积聚为癥，当用海藻、鳖甲软坚散结。牡蛎既可软坚散结，又有固摄之功，用于此处一举两得。二至丸养阴补肾，针对术后阴血亏耗的病机，补肾的同时给予养阴药，另加健脾益气药，使补而不滋腻。加仙鹤草收敛止血，健脾止泻。蒲黄炭、茜草炭止血而不留瘀。患者舌苔微黄，由脾虚肝郁，郁而化热所致，故加白花蛇舌草清热；另外，考虑患者内膜病变，白花蛇舌草具有抗肿瘤、消炎抗菌、增强免疫力等多种药理活性[5]。患者食欲尚可，但住院期间活动较少，为避免气滞，酿生湿邪，可加陈皮行气燥湿，加佩兰芳香化湿。全方主次分明，既兼顾到患者现阶段的病理因素，又体现出中医的整体观和治未病思想。

中医治疗子宫内膜息肉，可以对机体整体激素、免疫失调或炎症状态进行干预，标本同治。中医从整体出发改善患者的体质和症状，达到治病防病的目的，值得进一步研究。

参考文献

[1] American Association of Gynecologic Laparoscopists（AAGL）：Advancing Minimally Invasive gynecology World-wide. AAGL practice report：Practice guidelines for the diagnosis and management of submucous leiomyomas［J］. J Minim Invasive gynecol，2012，19（2）：152 – 171.

[2] Nijkang NP，Anderson L，Markham R，et al. Endometrial polyps：Pathogenesis，sequelae and treatment［J］. SAGE Open Med，2019 May 2；7：2050312119848247.

[3] 谈勇. 中医妇科学［M］. 北京：中国中医药出版社，2016：253 –258.

[4] 李亚俐，谢京红. 蔡连香内外并治癥瘕经验介绍［J］. 中国中医药信息杂志. 2006（6）：84.

[5] 于亮，王芳，郭琪，等. 白花蛇舌草的化学成分及其药理活性研究进展［J］. 沈阳药科大学学报，2017，34（12）：1104 –1114.

（二）子宫肌瘤

1. 概述

子宫肌瘤是女性生殖器最常见的良性肿瘤，由平滑肌及结缔组织组成。目前认为肌瘤组织局部对雌激素的高敏感性是肌瘤发生的重要因素之一，该病常见于 30~50 岁妇女[1]。子宫肌瘤多数无明显症状，有症状的子宫肌瘤临床常表现为经量增多及经期延长、下腹包块、白带增多、压迫症状（尿频、尿急、排尿困难、尿滞留、便秘）等。中医学无"子宫肌瘤"这一病名，根据子宫肌瘤的临床表现及体征，该病属中医学"癥瘕"范畴。

2. 西医知识网络图[1]

定义　子宫肌瘤是子宫平滑肌组织增生而形成的良性肿瘤，是女性最常见的良性肿瘤

发病机制
- 遗传易感性
- 性激素水平
- 干细胞功能失调

分类
- 黏膜下肌瘤
- 肌壁间肌瘤
- 浆膜下肌瘤
- 特殊部位肌瘤（宫颈、宫角、阔韧带）

临床表现
- 症状
  - 包块
  - 出血：月经增多、经期延长、淋沥出血、继发性贫血等
  - 压迫症状：尿频、便秘、输卵管积水等
  - 疼痛：痛经、急腹痛、疼痛伴发热等
  - 不孕
- 体征
  - 可触及腹部包块
  - 妇检可触及子宫增大或肿块

诊断
- 临床表现
- 影像学
  - 超声常用，高敏感性、高特异性
  - MRI 确定大小、数量、位置

治疗
- 手术
  - 指征
    - ①有症状，药物治疗无效者
    - ②特殊部位肌瘤
    - ③准备妊娠，肌瘤直径≥4cm
    - ④绝经后未行激素补充治疗但肌瘤仍生长
    - ⑤疑有肉瘤变
  - 方式
    - 肌瘤剔除
    - 子宫切除
- 药物
  - 非甾体类抗炎药（NSAID）
  - 止血药
  - 复方口服避孕药（COC）
  - 左炔诺孕酮宫内缓释系统（LNG－IUS）
  - 促性腺激素释放激素激动剂（GnRH－a）
  - 孕激素拮抗剂如米非司酮

3. 中医知识网络图[2]

内容同子宫内膜息肉，此处略。

4. 蔡连香对本病的认识

4.1 病因病机

子宫肌瘤属中医学"癥瘕"范畴。癥瘕为病，主要由于机体正气不足，风寒湿热之邪内侵，导致脏腑功能失常，使瘀血等有形之邪凝结不散，停聚下腹胞宫而成。

4.2 治则治法

蔡老自拟扶正消癥汤，益气健脾，化瘀消癥。主治癥积之病，如子宫肌瘤、子宫内膜异位症等伴有气虚或病久体弱者，非经期服用方。组成：黄芪、党参、白术、山药、茯苓、莪术、马鞭草、生鸡内金、海藻、鳖甲、桂枝、牡丹皮、天花粉。

《医林改错》："气无形不能结块，结块者，必有有形之血也。"癥积之形成常迁延日久，久病耗伤正气，即"邪之所凑，其气必虚"。故本方以黄芪、党参、白术益气健脾，功在扶正；配以莪术破血行气祛瘀、马鞭草活血散瘀、清热解毒，生鸡内金既能化瘀，又不伤气，此三味以攻伐为主；再用鳖甲、海藻软坚散结，以助消癥之力；桂枝温经通脉，加强活血化瘀之效；山药、茯苓健脾胃；牡丹皮、天花粉凉血和血、清热生津，消肿散瘀，以防久瘀化热。全方扶正祛邪并用，既缓消癥积，又不过伤正气。

5. 蔡连香治疗子宫肌瘤验案[3]

顾某，女，28岁，未婚，2013年9月25日于蔡老门诊初诊。

主诉：月经来潮量多，伴经期延长1年余。现病史：平素月经7～10天/30天，前5天量多，色暗红，有血块，经期小腹刺痛。1年多前体检发现子宫肌瘤，肌瘤大小约3.8 cm×3.2 cm×2.8 cm。末次月经（LMP）：2013年9月8日。现偶头晕，舌淡暗，苔薄，脉细涩。

西医诊断：子宫肌瘤；中医诊断：癥瘕。

辨证：气虚血瘀。

治法：补气活血化瘀。

处方：党参20g，生黄芪20g，白术10g，赤芍15g，陈皮10g，桂枝10g，茯苓10g，三棱10g，莪术10g，马鞭草15g，醋鳖甲（先煎）15g，白豆蔻10g，生山楂10g，熟地黄15g（非经期服用）。

7剂，水煎服200mL，日2次。

2013年11月17日二诊：末次月经2013年10月8日，7天净，量较前明显减少。头晕好转，舌淡暗，苔薄，脉细涩。前方去熟地黄，7剂，水煎服200mL，日2次。

2014年1月5日三诊：病史同前，末次月经2013年12月8日，6天净，量正常。现觉口渴，余无不适，纳可，眠安，二便调，舌体大，苔白腻，脉沉小。近 3 个月月经周期及经量均正常。前方加知母 6g，芦根 15g，7 剂，水煎服 200 mL，日 2 次。

按：瘀血阻滞新血不得归经，故见子宫异常出血，月经量多或经期延长，长期失血伤阴耗气，出现气血两亏，虚实错杂。气为血之帅，血为气之母，气行则血行，气虚则血行亦不畅，病久则气血瘀结，滞于胞宫冲任，积结日久，结为子宫肌瘤；病久气血耗伤，中气不足则疲乏；气血生化之源不足，心神失养故头晕；舌淡暗，苔薄，脉细涩皆为气虚血瘀之象。根据四诊摘要，蔡老认为该患者即为气虚血瘀。方为扶正消癥汤加减。生黄芪、党参、白术、茯苓健脾益气，扶正培元；三棱、莪术破血行气；马鞭草活血散瘀；生山楂行气散瘀；鳖甲软坚散结；陈皮理气健脾；白豆蔻行气。全方共奏补气行气，活血化瘀功效。二诊时患者有口渴症状，酌加知母、芦根滋阴清热。

蔡老认为子宫肌瘤多病情日久，正气耗伤，虚实夹杂，过于攻伐恐伤气血，故喜用扶正消癥汤，化瘀活血散结的同时不忘扶其正气，这种治疗方法体现《黄帝内经》"大积大聚，衰其大半而止"的用药原则及"养正积自除"的道理。

对于子宫肌瘤，采用中药治疗时，必须辨证与辨病相结合，对恶性肿瘤或有可能恶变的肿瘤应以西医治疗为主，中药为辅，及时定期复查，防止延误病情。经期以益气化瘀止血为主，经后扶正祛邪，软坚散结，益气活血为主。治疗中动态观察，必要时手术治疗。

参考文献

[1] 郎景和. 子宫肌瘤的诊治中国专家共识 [J]. 中华妇产科杂志. 2017，52（12）：793 – 800.

[2] 谈勇. 中医妇科学 [M]. 北京：中国中医药出版社，2016：253 – 258.

[3] 杨智杰，李亚俐. 蔡连香补气活血法治疗子宫肌瘤之月经过多临床观察 [J]. 辽宁中医杂志. 2015，42（4）：705 – 706.

（三）子宫内膜异位：子宫内膜异位症及子宫腺肌病

1. 概述

子宫内膜异位症（简称内异症）是指具有生长功能的子宫内膜组织（腺体和间质）出现在子宫腔被覆黏膜及宫体肌层以外的雌激素依赖性疾病[1]。迄今为止，该病的发病机制尚不十分明确，经血逆流种植学说仍是被公认的学说。子宫内膜异位症在育龄期女性中的发病率为 10% ~ 15%[2]，属中医学"痛经""癥瘕""不孕"范畴，其根本病机为瘀血阻滞[3]。

子宫腺肌病是指子宫内膜（包括腺体和间质）侵入子宫肌层生长而产生的病变[4]，主要临床症状包括月经过多（甚至导致严重贫血）、严重痛经和不孕，会对患者身心健康造成严重影响。子宫腺肌病好发于生育年龄妇女，发病率为 7% ~ 23%。随着现代医学的发展及"在位内膜决定论"的提出，越来越多的学者认为，子宫腺肌病和子宫内膜异位症属同一种疾病的不同表现形式[5]。子宫腺肌病的病因不清，目前仍无良好的临床分型，治疗手段有限，除子宫切除术外，保守性治疗的效果不能令人满意，还存在诸多争议[6]。中医学没有"子宫腺肌病"病名，根据其临床表现可归为"痛经""月经不调"等范畴。近代妇科医家认为瘀血阻滞胞宫为其基本病机，瘀滞胞宫，气血不畅，不通则痛。有研究调查显示，83.6%子宫腺肌病患者的证候类型为血瘀证[7]。

2. 西医知识网络图

2.1 子宫内膜异位症西医知识网络图[4]

子宫内膜异位症

定义　子宫内膜异位症（简称内异症）是指具有生长功能的子宫内膜组织（腺体和间质）出现在子宫腔被覆黏膜及宫体肌层以外的雌激素依赖性疾病

疾病特点
①发病年龄：25～45岁
②好发部位：绝大多数位于盆腔内，卵巢及宫骶韧带最常见，其次好发于子宫、直肠子宫陷凹、腹膜脏层、阴道直肠膈等
③激素依赖性疾病
④良性疾病，恶性表现（病理上呈良性形态学表现，但具有类似恶性肿瘤的种植、侵袭及远处转移能力）
⑤主要临床表现：持续加重的盆腔疼痛、包块、不孕

发病机制
①子宫内膜种植学说
②淋巴及静脉播散学说
③体腔上皮化生学说
④诱导学说
⑤遗传学说
⑥免疫与炎症因素

子宫内膜异位症

诊断 {

临床表现 {

① 疼痛（70%～80%）：包括痛经（常是继发性，进行性加重）、慢性盆腔痛、性交痛、肛门坠痛等

② 不孕：40%～50% 内异症患者合并不孕

③ 盆腔触痛结节及包块：17%～44% 的患者合并盆腔包块（子宫内膜异位囊肿）

④ 其他特殊症状：肠道、膀胱、输尿管以及腹壁等部位的异位病灶

辅助检查 {

影像学 {

B 超：诊断卵巢子宫内膜异位囊肿时首选阴道超声

MRI：累及肠管、膀胱或输尿管的深部内异症病灶范围

血清 CA125：尤其是中重度患者，一般为轻度升高

腹腔镜检查：确诊首选腹腔镜检查，组织病理诊断是内异症确诊的基本证据

治疗 {

目的：消减病灶，消减疼痛，促进生育，避免复发

药物治疗 {

目的：抑制卵巢功能，减少病灶的活性及粘连形成

分类 {

① 非甾体类抗炎药：抑制前列腺素的合成，阻止致痛物质形成和释放。如月经来潮前 24～48h 给药，止痛效果明显增强。不良反应：胃肠道反应，肝肾功能异常

子宫内膜异位症 — 治疗

药物治疗 — 分类

②口服避孕药：治疗内异症相关疼痛的一线用药，适合长期使用，控制轻中度痛经

③高效孕激素：口服孕激素及左炔诺孕酮宫内缓释系统。地诺孕素抑制子宫内膜间质细胞增殖，抑制内异症病灶

④促性腺激素释放激素激动剂：缓解中重度疼痛，延缓术后疼痛及囊肿复发。不良反应：低雌激素引起的围绝经期症状及骨质疏松症状

⑤其他：孕激素受体拮抗剂、雄激素衍生物等

手术治疗 — 指征

①卵巢内异症囊肿直径≥4cm

②囊肿<4cm，但治疗3~6个月不能缩小或明显增大

③内异症相关疼痛，B超未见卵巢内异症囊肿，药物治疗无效

④内异症性不孕症且卵巢储备功能良好，考虑腹腔镜手术

手术方式　保留生育功能手术、保留卵巢功能手术、根治性手术及神经阻断手术等

预防复发　手术切除要彻底；术后用药巩固疗效，常用药物：口服避孕药、口服孕激素、促性腺激素释放激素激动剂类药物、左炔诺孕酮宫内缓释系统等

2.2　子宫腺肌病西医知识网络图[6]

子宫腺肌病

定义　子宫腺肌病是子宫内膜腺体和间质侵入子宫肌层形成弥漫或局限性的病变

发病机制
①子宫内膜基底部内陷及组织损伤修复学说
②苗勒管遗迹化生及成体干细胞分化学说
③炎症刺激学说
④其他：上皮间质转化学说、血管生成学说、遗传学说、免疫学说等

临床表现
①痛经：进行性加重，可伴有性交痛或慢性盆腔痛
②月经异常：经量增多（可致贫血）
　　　　　　经期延长
　　　　　　月经前后点滴出血
③子宫体积增大：本病的固有症状、体征，患者几乎均有不同程度的子宫增大
④生育能力下降：20%以上患者合并不孕；妊娠后出现流产、早产和死产的概率显著增高，相应的不良产科并发症发生率增高
⑤其他相关症状：子宫增大可压迫邻近器官引起相关临床症状及与精神心理相关的躯体障碍等

子宫腺肌病

诊断

"金标准"：病理诊断

重要依据：患者的病史、临床症状、体征以及辅助检查结果

临床诊断依据

①临床表现：进行性加重的痛经病史、月经过多史

②妇科检查：子宫均匀性增大或局限性隆起，质地硬，有压痛，经期压痛显著

③盆腔 B 超检查：子宫增大，边界清楚，子宫肌层增厚，回声不均

④其他影像学检查：MRI 及 CT 检查

⑤实验室检查：主要是血 CA125 水平升高

⑥确诊：组织病理学

治疗

治疗目标：缓解疼痛、减少出血、促进生育

药物治疗

特点：暂时性的，停药后症状复发，需要长期用药

①非甾体类抗炎药：主要用于缓解疼痛，减少月经量。副作用主要为胃肠道反应，偶有肝肾功能异常。长期应用警惕胃溃疡可能

②口服避孕药：主要用于缓解疼痛，减少月经量。副作用较少，偶有消化道症状或肝功能异常。40 岁以上或有高危因素（如糖尿病、高血压、血栓史及吸烟）的患者，警惕血栓风险

子宫腺肌病 — 治疗

药物治疗
③口服孕激素类药物：抑制子宫内膜增生，抑制子宫内膜中的炎症反应和抑制内膜血管生成。副作用：子宫不规则出血、体重增加、头痛、乳房胀痛等
④促性腺激素释放激素激动剂：可有效快速缓解疼痛，治疗月经过多及缩小子宫体积。也可作为大子宫或合并贫血患者的术前预处理及术后巩固治疗

手术治疗
选择标准：应根据患者年龄、症状和有无生育要求而定
①宫内放置左炔诺孕酮宫内缓释系统
②症状严重、年龄偏大、无生育要求或药物治疗无效者，采用全子宫切。对年轻有生育要求的患者，可行病灶挖除术，但术后易复发

3. 中医知识网络图[8]

子宫内膜异位症及子宫腺肌症
{
  病因病机
  {
    血瘀——贯穿内异症发生发展过程中的中心环节，内异症最基本的病理基础。瘀血阻滞，气血运行不畅，不通则痛，引发痛经；瘀滞日久，阻滞冲任胞宫，不能摄精成孕，婚久不孕
  }

  辨证论治
  {
    气滞血瘀证——理气活血，化瘀止痛——膈下逐瘀汤

    寒凝血瘀证——温经散寒，化瘀止痛——少腹逐瘀汤

    湿热瘀阻证——清热除湿，化瘀止痛——清热调血汤加败酱草、红藤

    气虚血瘀证——益气活血，化瘀止痛——血府逐瘀汤加党参、黄芪

    肾虚血瘀证——补肾益气，活血化瘀——归肾丸加桃仁、生蒲黄

    痰瘀互结证——化痰散结，活血化瘀——苍附导痰丸加三棱、莪术
  }

  其他疗法 针灸疗法、灌肠、外敷、穴位贴敷治疗等
}

4. 蔡连香对本病的认识

4.1 明确诊断，辨病与辨证相结合

子宫内膜异位证属于中医学中"癥瘕"的范畴，首先要通过现代医学的各种检测手段来明辨其病位、病因、预后，并确定治疗方案。有手术适应证者不能耽误手术时

机，延误病情。一般良性癥瘕＜5cm 者可动态观察进行药物治疗；对癥瘕＞5cm 或增长速度快者，或不能除外恶性病变者，选择最佳中西医结合治疗方案，对于不能进行手术治疗或术后有并发症患者充分发挥中医药的治疗优势。

4.2 活血化瘀消癥是大法，扶正祛邪是治则

有关瘕病的记载最早见于《黄帝内经》。《素问·骨空论》曰："任脉为病，女子带下瘕聚"。《金匮要略》提出用桂枝茯苓丸治疗"癥病"，《诸病源候论》分析了癥瘕的病因，指出血脉精气不调或外感风邪都能导致癥瘕，《妇人大全良方》《妇人规》指出房事不节、情志抑郁、劳伤均可引起癥瘕。蔡老综合各家学说，认为治疗子宫内膜异位症应针对瘀血这一基本病机，根据疼痛的部位、性质、程度及伴随症状、舌苔脉象，结合病史，明确瘀血的成因，配合温经散寒，健脾益气，理气行滞，补肾温阳，清热凉血，化痰除湿等法进行治疗。对癥瘕的治则，《素问·至真要大论》曰："坚者消之""结者散之"；《素问·阴阳应象大论》曰："其实者，散而泻之"；《素问·天元正纪大论》曰："大积大聚，其可犯也，衰其大半而止"；《妇人规》罗谦甫曰："养正邪自除"。蔡老认为，子宫内膜异位症，因其反复出血，常与周围组织紧密粘连，其治疗原则是活血化瘀消癥，同时注重扶正祛邪。攻邪以活血化瘀，破癥消瘕，软坚散结，行气导滞，化痰消瘕，清热祛湿消瘕为常用治法，扶正则根据体质强弱、病

之新久、证之虚实，或先攻后补，或先补后攻，或祛邪与扶正并举。

对于卵巢囊肿患者，若囊肿直径<5cm，可试用中药治疗，以活血化瘀，软坚散结，化痰除湿为治则。处方以桂枝茯苓丸、理冲汤为主方化裁，可酌加黄药子、山慈菇、夏枯草、马鞭草、半夏、胆南星、牡蛎、海藻、昆布等药，治疗过程中定期检查。

4.3 重视顾护脾胃，配合外治法增强疗效

蔡老认为，慢性病患者多有中焦虚寒表现，故要辨证施治，不能妄投寒凉，视病情加用灌肠、外敷中药等方法以增强疗效。

常用灌肠方：柴胡、赤芍、黄芩、败酱草、蒲公英、没药、莪术。

4.4 顺应胞宫藏泻，满足患者不同需求

根据月经周期内肾中阴阳和冲任气血的消长转化规律，顺应月经不同时期的周期特点而采取不同的治法，在经间期和经前期化瘀消癥同时温补肾阳，行经期养血活血化瘀，缓急止痛，经后期则滋阴养血，兼以化瘀止痛。又根据症状的不同及患者当前不同的需求在治疗策略上有所侧重，痛经重在活血温经止痛；癥瘕重在温阳化癥；不孕重在养精助孕。

5. 蔡连香治疗子宫内膜异位症验案

刘某，女，28岁，已婚。2004年5月19日于蔡老门

诊初诊。主诉：痛经10年，结婚5年，未避孕未怀孕5年。末次月经2004年4月30日。患者每于经期少腹疼痛，伴恶心呕吐，月经量多，怕冷，影响正常生活工作，平时易疲劳，纳差。舌质淡暗，苔薄白，脉细沉。

妇科检查：子宫骶韧带有触痛性结节，左附件有一约3cm×3cm包块。

B超：左附件有一2cm×3cm中低回声包块。

西医诊断：子宫内膜异位症（巧克力囊肿）；中医诊断：癥瘕，气虚血瘀证。

治则：益气活血，散瘀止痛。

处方：生黄芪20g，党参20g，炒白术15g，天花粉10g，淮山药10g，知母10g，莪术10g，三棱6g，鸡内金10g，首乌藤30g，海藻10g，远志6g，陈皮10g。7剂，日2次，水煎服。

2004年5月28日二诊：患者服上药7剂后精神好转，食纳可，月经即将来潮，治以温经、活血、通络、止痛。

处方：当归10g，川芎10g，白芍15g，熟地黄12g，桂枝6g，小茴香10g，丹参15g，没药10g，川芎12g，台乌药10g，元胡15g，生黄芪15g，炙甘草6g。7剂，日2次，水煎服。

2004年6月10日三诊：末次月经2004年6月1日。患者服上药4剂后痛经明显减轻，月经6天干净，食纳可，二便调。经上述治疗方法治疗4个月，诸证缓解，无特殊不适，2004 年 10 月 23 日因停经 39 天查尿 HCG 阳性，B 超证实宫内早孕[9]。

按：患者诊断明确，西医诊断为子宫内膜异位症；中医诊断为癥瘕。蔡老认为血瘀是贯穿内异症发生发展过程的中心环节，也是内异症最基本的病理基础。患者素体脾虚，气血不足则疲劳；气虚推动无力，血行不畅，瘀血阻滞，不通则痛，引发痛经；气虚日久伤及阳气，胞宫、冲任失于温养，故月经量多、怕冷；脾胃气虚不运则恶心呕吐，纳差；气血瘀滞日久则成癥瘕，瘀血内停，阻滞冲任胞宫，不能摄精成孕，故婚久不孕。患者舌质淡暗，苔薄白，脉细沉亦为气虚血瘀之象。处方以理冲汤加减，益气活血，散瘀止痛。方中生黄芪、党参、白术、淮山药健脾益气，以助气血生化；莪术、三棱破血消癥，海藻软坚散结；知母、天花粉清热生津；陈皮、鸡内金理气和胃，使黄芪、党参补而不滞；首乌藤、远志养心安神。二诊患者诸证缓解，月经即将来潮，胞宫当泻，治以温经散寒，活血止痛，方以少腹逐瘀汤加减。积瘀日久更伤正气，病久宜加健脾补气之药，祛邪不忘扶正。瘀血难免积久化热，瘀热互结，血热迫血妄行，故酌加滋阴清热之品。

参考文献

[1] 中国中西医结合学会妇产科专业委员会．子宫内膜异位症中西医结合诊治指南 [J]．中国中西医结合杂

志，2019（10）：1169－1176.

［2］郎景和．对子宫内膜异位症认识的历史、现状与发展［J］．中国实用妇科与产科杂志，2020，36（3）：193－196.

［3］王曼，俞瑾，钱祖淇．子宫内膜异位症、妊娠高血压综合征及女性不孕症的中西医结合诊疗标准［J］．中西医结合杂志，1991，11（6）：376－379.

［4］中国医师协会妇产科医师分会，中华医学会妇产科学分会子宫内膜异位症协作组．子宫内膜异位症诊治指南（第三版）［J］．中华妇产科杂志，2021，12：812－824.

［5］Sachiyo Maruyamaa，Shogo Imanakaab，Mika Nagayasua，et al. Relationship between adenomyosis and endometriosis；Different phenotypes of a single disease？［J］．European journal of obstetrics，gynecology，and reproductive biology. 2020，253：191－197.

［6］子宫腺肌病诊治中国专家共识［J］．中华妇产科杂志，2020，6（55）：376－383.

［7］叶青，侯晓，张福霞，蔚方燕．子宫腺肌病发病相关因素及中医证候探讨［J］．中国中医基础医学杂志，2012（2）：139－141.

［8］谈勇．中医妇科学［M］．北京：中国中医药出版社，2016：278－281.

［9］蔡连香．蔡连香妇科临证经验［M］．北京：北京科学技术出版社，2016：183.

三、生殖内分泌疾病

（一）多囊卵巢综合征

1. 概述

多囊卵巢综合征是育龄期女性常见的妇科内分泌疾病，是导致生育期妇女月经紊乱最常见的原因，是引起育龄妇女无排卵性不孕的主要病因[1]。以慢性排卵障碍（排卵功能丧失或紊乱）和高雄激素血症为主要特征，且常伴有胰岛素抵抗，糖、脂代谢异常，临床上主要表现为不孕、月经紊乱、多毛及痤疮，严重影响患者的生命质量、生育及远期健康，临床表现呈高度异质性，诊断和治疗仍存在争议，治疗方法的选择也不尽相同。育龄期妇女患病率高达 5%～10%，其导致的不孕约占无排卵性不孕总人数的 50%～70%。我国的多囊卵巢综合征患病率占不孕人群的 30%～40%。本病所致的不孕症是影响亚洲女性生殖健康的重要因素[2]，近年来其发病率呈上升趋势。西医对此进行了深入研究，但仍缺乏明确有效的防治方法。

2. 西医知识网络图[3]

疾病特点
- 高：发病率高
  - ①全球育龄期妇女本病发病率为5%～10%
  - ②我国育龄期妇女发病率5%～6%
  - ③我国不孕症妇女30%～40%患有本病
- 大：对妇女一生影响大
  - ①青春期：易出现月经紊乱、多毛、痤疮、肥胖、糖耐量异常、胰岛素抵抗、心理问题等
  - ②育龄期：易出现不孕、流产、糖尿病、高血压
  - ③围绝经期：易出现子宫内膜癌、代谢综合征、心血管风险
- 难：病因不明，诊断不一，治疗不规范

临床表现
- 月经改变　月经稀发、闭经、阴道不规则出血
- 高雄激素
  - 临床表现：痤疮、多毛、皮脂溢、男性化表现
  - 实验室检查：睾酮升高
- 卵巢多囊表现
- 代谢异常
  - 肥胖
  - 高胰岛素血症
  - 高脂血症
- 内分泌化验 LH/FSH≥2

诊断
- 疑似诊断
  - ①月经改变
  - ②高雄性激素表现
  - ③B超示双侧卵巢多囊样改变

  （二选一）

- 确诊（除外其他疾病）
  - 引起高雄
    - 库欣综合征
    - 肾上腺皮质增生
    - 分泌雄激素肿瘤
  - 排卵障碍
    - 高泌乳素血症
    - 下丘脑垂体性闭经
    - 早发性卵巢功能不全
    - 甲状腺疾病

治疗
- 方法
  - 改变生活方式：减重、运动、行为管理
  - 调经：孕激素、短效避孕药、雌激素序贯方法
  - 抗雄：短效避孕药、螺内酯
  - 管理代谢
  - 心理支持

- 目的
  - 解决近期临床问题，满足患者需要
    - ①不健康生活方式 ②月经失调 ③高雄激素水平
    - ④代谢紊乱 ⑤心理问题
  - 预防远期疾病
    - 子宫内膜癌、代谢综合征、心血管病、心理疾病

3. 中医知识网络图[4]

病因病机　本虚标实：肾虚为本，痰湿、瘀血为标，导致肾 –
天癸 – 冲任 – 胞宫生殖轴紊乱

辨证
要点
- 辨证根据临床症状、体征、舌脉
- 年龄
  - 青春期：调经
  - 育龄期：助孕、调经
- 体质
  - 体胖
  - 多毛　祛痰软坚化瘀消癥
  - 痤疮

分型
论治
- ①肾虚证
  - 肾阴虚——左归丸——滋肾填精
  - 肾阳虚——右归丸——温肾助阳，调经助孕
- ②脾虚痰湿——苍附导痰丸——化痰除湿，通络调经
- ③气滞血瘀——膈下逐瘀汤——理气活血，祛瘀通经
- ④肝郁化火——丹栀逍遥散——疏肝理气，泻火调经

其他
- 一般基础治疗　调饮食，慎起居，畅情志
- 针灸
  - 健脾祛痰：足三里、丰隆
  - 滋补肝肾：关元、中极、子宫、三阴交

4. 蔡连香对本病的认识

病性：本虚标实

病因
病机 {
肾虚为本，气滞、痰湿、瘀血为标

胖人——脾肾不足，痰瘀互结——健脾祛湿化痰，补
肾养血

瘦人——肝肾不足，肝郁血热——补肾疏肝，滋阴清热
}

{
突出"精血理论"，重视精血在卵泡发育中的作用

治疗不孕以补肾健脾，养血疏肝调冲任为基本治法
}

常用
方药 {
肾阳虚——右归丸、毓麟珠

肾阴虚——左归丸、养精种玉汤、归肾丸、五子衍宗丸

脾虚痰湿——以启宫丸、二陈丸、苍附导痰丸燥湿化痰
以四君子汤、参苓白术散、完带汤健脾除湿

肝肾不足，肝郁血热——知柏地黄汤合左归饮
}

随证
加减 {
偏于肝郁者，合用开郁种育汤、当归芍药散、柴胡疏肝
散、逍遥散、调肝汤

兼有血瘀者可加桃红四物汤

针对其卵巢增大，包膜厚，不排卵，加入软坚散结药

高睾酮、多毛者加用芍药甘草汤，重用白芍

溢乳者加用炒麦芽
}

4.1 病因病机

中医中无"多囊卵巢综合征"病名的记载，根据其症状，可归于"月经后期""崩漏""不孕症"的范畴。蔡

老认为，本病所致不孕症属本虚标实之证，其本在于肾虚。肾精亏虚，肾阳衰惫则卵泡发育迟缓；肾阳不足，推动无力，卵泡发育成熟也难以排出[5]。

《丹溪心法》曰："肥盛妇人，禀受甚厚，恣于饮食，经水不调，不能成胎，谓之躯脂满溢，闭塞子宫，宜行湿燥痰。"蔡老认为肥人多痰湿，此类患者脾肾不足，水液失于输布，停留体内，日久凝聚成痰，痰湿壅滞，气机不畅，冲任不通，导致月事不调及不孕。《证治准绳·女科》云："妇人癥瘕，并属血病……瘀血停凝，结为痞块。"痰湿黏滞，易阻滞气机，气滞则血瘀，痰湿气血互结而为癥瘕。蔡老认为该病患者卵巢呈多囊性增大，包膜增厚，类似癥瘕。《傅青主女科》云："以肾为肝之母，母既泄精，不能分润以养其子，则木燥乏水，而火且暗动以铄精……此阴虚火旺不能受孕。"故蔡老认为此类患者多先天禀赋不足，精气不充，天癸匮乏，导致冲脉不盛、任脉不足而致月经稀发，经量偏少。肾藏精，肝藏血，精血同源，肾阴亏虚不能滋养肝阴，则血海不盈；或肝失疏泄，肝血暗耗，冲任血海失调，造成月经不调及不孕。阴虚火旺，灼伤精液，炼液成痰，痰阻胞中，冲任闭塞而致月经后期或闭经；水不涵木，肝郁化火，则见面部痤疮。痰湿、气滞、瘀血等病理产物壅塞胞宫，影响卵泡排出，进而导致疾病的发生。

4.2　体型分型

《灵枢·逆顺肥瘦》和《灵枢·卫气失常》根据体型将人分为肥人和瘦人，《格致余论》进一步将体型与发病相联系，提出了"肥人湿多""瘦人火多"的著名理论。蔡老重视该病患者体质因素，结合辨证治疗，将其分为肥胖型和瘦型两类，其中肥胖型居多。肥胖型病机多为脾肾不足，痰瘀互阻；瘦型病机多为肝肾不足，阴虚火旺，兼有血瘀。

4.3　治则治法

《丹溪心法》云："经水不调，不能成胎"，《女科要旨》有"妇人无子，皆由经水不调"的论述。蔡老强调，"种子先调经"，月经不调是导致不孕的重要原因，本病患者大多月经失调。调经种子之法是肾主生殖理论的体现，任通冲盛，月事以时下故能有子[6]。《素问·六节脏象论》提出："肾者主蛰，封藏之本，精之处也。"经水出诸肾，调经之本在于肾。月经的如期来潮需要以生殖之精为基础，水谷之精为充养，五脏协调，冲任调和，肾气盛，天癸至，血海充盈。蔡老认为多囊卵巢综合征所致不孕症与肾、肝、脾、气血有关，其中又以肾为主。在临床治疗不孕症时，蔡老重视精血在卵泡发育中的作用，在辨肾阴、肾阳的基础上，健脾疏肝，调气血，调冲任，以补肾健脾，养血疏肝调冲任为基本治法，同时结合周期的阴阳特点顺应规律用药。兼顾化痰湿，祛瘀血。

肥胖型多囊卵巢综合征患者的主要发病机理为脾肾不足，痰瘀互阻，治疗当以健脾祛湿化痰，补肾养血活血为主。偏于肾阳虚者，常用右归丸、毓麟珠，配合淫羊藿、巴戟天、肉苁蓉、鹿角霜等温肾助阳；偏于肾阴虚者，常以左归丸、养精种玉汤、归肾丸、五子衍宗丸等为主，填精补肾，并重视血肉有情之品，如龟甲、鹿角胶、阿胶等，以补肾填精养血；脾虚痰湿以健脾化痰为法，常用启宫丸、二陈丸、苍附导痰丸燥湿化痰，以四君子汤、参苓白术散、完带汤健脾除湿。瘦者多肝肾不足，肝郁血热，治疗当补肾疏肝，滋阴清热，方以知柏地黄汤合左归饮加减。偏于肝郁者，常用开郁种育汤、当归芍药散、柴胡疏肝散、逍遥散、调肝汤等疏肝解郁，常用佛手、合欢皮疏肝行气；兼有血瘀者可加桃红四物汤，丹参、鸡血藤、泽兰等活血化瘀。针对卵巢增大、包膜厚、不排卵，蔡老加入软坚散结的夏枯草、穿山甲、昆布、红花、皂角刺、威灵仙、鳖甲、莪术等，促进包膜软化、丰富卵巢血供，促进卵泡成熟和排出。高睾酮、多毛者加用芍药甘草汤，重用白芍，溢乳者加用炒麦芽。现代药理研究表明芍药、甘草等能降低多囊卵巢综合征患者的血清性激素如 LH、PRL、FI、T 水平，恢复患者排卵规律，改善患者性激素代谢及妊娠结局[7]。药理资料显示，淫羊藿总黄酮可改善多囊卵巢综合征大鼠高雄激素血症，调节 LH/FSH 异常，升高 E2，改善卵巢功能[8]。

5. 蔡连香治疗多囊卵巢综合征所致不孕验案

案一[9]：幺某，女，31岁，已婚，2013年9月11日初诊。正常性生活未避孕未孕5年。末次月经（LMP）：2013年9月10日。月经周期5~7天/1~4个月，量偏多，经期乳房胀。从初潮至今，经常因月经后期服黄体酮。孕0产0。平素易紧张、失眠、乏力，脚怕凉，多汗，偶有腰酸，白带偏多无异味，纳差，大便偏干，2天1次。

2013年7月25日月经第2天（M2）基础内分泌六项：PRL 149.2mIU/mL，FSH 6.82mIU/mL，LH 9.16 mIU/mL，E2 31.62pmol/L，PRO 0.44ng/mL，T 59.46ng/dL。

2012年10月曾于外院用克罗米芬促排卵。舌质红，苔薄，脉细弦。

西医诊断：原发性不孕症，多囊卵巢综合征；中医诊断：不孕症，月经后期。

中医辨证：肝肾不足，冲任失调。

治法：补肝肾，调冲任。

处方：炙龟板30g（先煎），熟地黄12g，菟丝子20g，女贞子10g，墨旱莲10g，淫羊藿10g，山茱萸10g，肉苁蓉10g，当归10g，白芍12g，鸡内金6g，柏子仁15g，百合10g，柴胡10g，鹿角霜15g，陈皮10g。

7剂，日2次，水煎服，经后服。

2013年10月9日二诊：末次月经2013年9月10日。

2013 年 10 月 6 日 B 超显示：子宫内膜 1.0cm，双侧卵巢多囊样改变，基础体温单相，从末次月经至今未见透明白带。舌质红，苔少，脉弦细。患者怀孕心切，予孕酮撤退。2013 年 11 月、12 月和 2014 年 1 月，连续 3 个周期使用克罗米芬促排卵，B 超监测排卵，第 1 个周期卵泡黄素化，第 2 个周期卵泡排出与否不明确，第 3 个周期无优势卵泡形成。此后放弃西药促排卵，单用中药以补肾养血、疏肝调经法治疗 3 个月。

2014 年 4 月 11 日 B 超显示：子宫内膜 1.3cm，左卵巢优势卵泡 1.9cm × 2.0cm，当月怀孕，随访，剖宫产 1 女。

按：该患者体型偏瘦，根据其症状、体征及舌脉，可辨证为肝肾不足兼有肝郁，冲任失调。患者平素情志不舒，肝郁日久致脾虚，久病及肾，肝肾不足，冲任不通则不易受孕。肝肾阴虚，可见腰酸；阴虚火旺，上扰心神，可见失眠；虚火迫津妄行则汗多；虚火耗伤阴津，可见大便干；肝气郁结，则见经期乳房胀，情绪易紧张；肝木克脾土，肝郁脾虚，运化失司则见白带多、乏力、纳差等证。方以养精种玉汤合二至丸加减滋补肝肾，加龟板、鹿角霜血肉有情之品填精养血，滋养冲任；百合、柏子仁滋阴安神；柴胡合白芍养肝阴，疏肝解郁；陈皮、鸡内金健脾消食，一派滋补药中加入行气开胃之品，补而不滞，静中有动，阴阳结合。肉苁蓉润肠通便，与淫羊藿温补肾阳，在滋阴药中适当加一两味补阳药，体现"善补阴者，必于阳中求阴，则阴得阳生而泉源不竭"之意。

案二：徐某，女，29岁，平素月经周期5～7天/45～60天，2017年11月27日（月经第3天）于北京大学第三人民医院妇科查内分泌激素：FSH 8.67mIU/mL，LH 16mIU/mL，E2 42.12pmol/L，AND 17.4nmol/L。B超提示双侧卵巢多囊样改变，基础体温单相。诊断为多囊卵巢综合征，并建议生殖中心就诊。孕1产0，2016年10月稽留流产。末次月经：2017年11月25日，6天净，轻微痛经。前次月经：2017年10月6日。

2017年12月24日于蔡老门诊初诊：症见手足凉，乏力，易急躁。舌暗红、体大，苔薄，脉弦小数。

西医诊断：继发性不孕，多囊卵巢综合征；中医诊断：不孕症，月经后期。

中医辨证：脾肾不足，冲任失调。

治法：补脾肾，调补冲任。

方药：太子参15g，炙龟板15g，菟丝子20g，炒白术10g，川续断12g，巴戟天10g，鹿角霜15g，当归10g，白芍15g，熟地黄12g，山萸肉10g，陈皮10g，佛手片10g，砂仁6g，炒谷芽15g，柿蒂3g，桑叶6g。7剂，水煎服。

2018年1月7日复诊：手足凉，乏力等证缓解，刻下无明显不适。

处方：菟丝子20g，女贞子15g，枸杞子10g，茺蔚子

6g，车前子 10g（包煎），覆盆子 20g，当归 10g，白芍12g，鸡血藤 15g，生地黄、熟地黄各 6g，山萸肉 10g，淫羊藿 10g，石斛 10g，柴胡 10g，玫瑰花 3g，陈皮 10g。日 1剂，可服 7～14 剂。嘱来月经第 5～6 天口服，来月经第 5天起口服克氯米芬 50 mg，日 1 次，连服 5 天，再服补佳乐 1mg，每天 1 次，5～7 天，并 B 超监测。

2018 年 1 月 31 日三诊：基础体温已上升 2 天，患者无明显不适，心情转佳。

处方：菟丝子 30g，川续断 12g，桑寄生 12g，紫河车10g，竹茹 12g，当归 10g，白芍 12g，生地黄、熟地黄各6g，山萸肉 10g，巴戟天 10g，山药 15g，肉苁蓉 10g，补骨脂 6g，石斛 10g，佛手片 10g，柴胡 6g。7 剂，水煎服。

2018 年 2 月 25 日四诊：基础体温已上升 25 天，查β－HCG：32391mIU/mL，B 超提示宫内早孕。

按： 患者体型偏胖，根据其手足凉，乏力，易急躁，舌暗红、体大，苔薄，脉弦小数等证可辨证为脾肾不足，兼有肝郁。患者平素脾肾不足兼有阳虚，可见手足凉，脾肾气虚可见乏力、舌体胖大；土虚木乘，脾虚肝郁，则见急躁。方以毓麟珠为底方进行加减化裁，温补脾肾，调补冲任，用柴胡、玫瑰花疏肝解郁，畅达气机，陈皮、佛手片、砂仁、炒谷芽健脾和胃行气，补而不滞。患者二诊处于月经后期，阴长阳弱，子宫当藏，蔡老顺应子宫藏泻规律，补肾填精养血，以五子衍宗丸合养精种玉汤加减。三诊时患者处于黄体期，肾阳渐长，阳长阴弱，蔡老予补肾助黄体治疗，配合温肾助阳之品。组方以后天滋养先天，使精血互生，血盛则怀胎。

蔡老认为，在本病所致的不孕症诊断方面，须借助西医的检查技术，中西医结合明确不孕症病因，再进行辨证施治。通过 B 超监测卵泡，指导适时同房，中西医结合提高受孕率。在治疗方面，根据患者的病情、病程、以往用药情况以及患者对疗效的急迫程度等制订不同的治疗方案，选用纯中药或中西药结合治疗。如在案一中，患者既往使用西药促排效果不佳，蔡老辨证使用纯中药治疗，疗效确切，说明并非所有患者都适合中西医结合治疗，单用中药也可取得较好疗效。案二患者求子心切，蔡老适时加入氯米芬促排卵，并加用补佳乐增加内膜厚度，提高子宫内膜的容受性，在系统观念指导下，辨病与辨证相结合，既吸取前人辨证论治的精华，又引进现代医学理论，提高了临床疗效。

参考文献

［1］谢幸，孔北华，段涛，等．妇产科学（第 9 版）［M］．北京：人民卫生出版社，2018：348.

［2］乔杰，李蓉，李莉，黄钱．多囊卵巢综合征流行病学研究［J］．中国实用妇科与产科杂志，2013（11）：849 – 852.

［3］中华医学会妇产科学分会内分泌学组及指南专家组．多囊卵巢综合征中国诊疗指南［J］．中华妇产科杂志，2018（1）：2－6.

［4］谈勇．中医妇科学［M］．北京：中国中医药出版社，2016：282－286.

［5］蔡连香．蔡连香妇科临证经验（第1版）［M］．北京：北京科学技术出版社，2016：50.

［6］蔡连香．调经种子51例［J］．中国医药学报，1995，4（10）：27－28.

［7］Arentz S，Abbott JA，Smith CA，et al．Herbal medicine for the management of polycystic ovary syndrome（PCOS）and associated oligo/amenorrhoea and hyperandrugenism；a review of the laboratory evidence for effects with corroborative clinical findings［J］．BMC Complement Altern Med，2014（14）：511.

［8］徐彩生，罗丽莉，曾如辉，等．淫羊藿总黄酮对多囊卵巢综合征大鼠性激素水平的影响［J］．重庆医科大学学报，2013，38（2）：147－150.

［9］王晓媛，李浩，黄欲晓．蔡连香治疗多囊卵巢综合征所致不孕症经验研究［J］．山东中医药杂志．2019，38（9）：866－869.

（二）卵巢早衰

1. 概述

卵巢早衰（Premature Ovarian Failure，POF）是指女性40岁以前出现闭经、促性腺激素水平升高（FSH > 40 mIU/mL）和雌激素水平降低，并伴有不同程度的围绝经期症状[1]。为了对本病有更早的诊断和治疗，尽力保存患者卵巢功能，也为了体现医学人文关怀、降低患者心理负担，2016年，欧洲人类生殖与胚胎学会（ESHRE）提出了"早发性卵巢功能不全（Premature Ovarian Insufficiency，POI）"的概念，是指女性在40岁以前出现卵巢功能减退，主要表现为月经异常（闭经、月经稀发或频发）、促性腺激素水平升高（FSH > 25 mIU/mL）、雌激素水平波动性下降[2]。POF是POI的终末阶段。它的临床表现多与更年期症状类似，包括月经改变、潮热、阴道干涩、性交困难、失眠、阴道炎、尿道炎和情绪波动等。此外，有部分女性是在评估不孕症时才诊断为卵巢早衰。从长期来看，该病患者面临多方面的健康风险，比如心血管疾病、骨关节疾病、生殖泌尿系统疾病、心理疾病等发病率的增加。

2. 西医知识网络图[3]

疾病特点
- 高：发病率呈现逐年升高
  - 全球范围内的发病率约为 1%（1%~7%）[4]
  - 中国女性的发病率约为 2.8%[5]
- 隐：起病隐匿，症状多样
  - 临床分为隐匿期、生化异常和临床异常期
  - 隐匿期患者月经规律、性激素水平正常，只表现为生育力低下，很难被诊断
- 难：病因不明，无特效药
  - 与遗传、免疫、感染、医源性等因素相关，50%~90%病因不明[6]
  - 激素替代，生育力保存，卵巢功能不可逆

临床表现
- 症状
  - 月经失调：月经频发，至月经稀发、经期缩短、经量减少，而逐渐导致闭经，生育力降低或不孕不育
  - 雌激素水平降低的表现
    - 围绝经期症候群：烘热汗出、烦躁、抑郁、失眠、头晕头痛、胸闷气短等
    - 泌尿生殖道萎缩：性欲低下、性交困难、尿急、尿频、压力性尿失禁等
- 体征
  - 原发性闭经：性器官发育不良、第二性征缺失、身高发育异常等
  - 继发性闭经：乳房萎缩、阴毛腋毛脱落、外阴阴道萎缩等
- 辅助检查：促卵泡生成素（FSH）↑，同时雌激素可呈先↑后↓
- 远期
  - 骨质疏松
  - 心血管疾病
  - 认知功能障碍

诊断 {
　诊断标准 {
　　年龄 <40 岁
　　POI：月经稀发或停经至少 4 个月及以上
　　至少 2 次基础 FSH >25mIU/mL（间隔 >4 周）
　　亚临床 POI：15mIU/mL ≤ FSH≤25mIU/mL
　　POF：FSH >40mIU/mL，闭经时间≥4～6 个
　　　月，两次间隔 >4 周
　}
　病因诊断：结合病史、家族史、既往史、染色体等检查结
　　果进行遗传性、免疫性、特发性等病因学诊断
}

治疗 {
　方法 {
　　调整生活方式：健康饮食、规律作息、适当锻炼
　　激素替代疗法：单纯雌激素、雌孕激素序贯或复方
　　　制剂、雌孕激素连续联合用药及阴
　　　道局部应用雌激素
　　不孕的治疗及
　　生育能力保存 {
　　　控制性卵巢刺激、辅助生殖技术
　　　胚胎冻存、卵巢冻存、成熟卵母细
　　　胞冻存、卵母细胞体外激活技术等
　　}
　　其他疗法：植物萃取物类药物、植物雌激素类药物、
　　　干细胞、基因编辑等
　　相关疾
　　病防治 {
　　　骨质疏松：钙剂、双磷酸盐类、选择性雌
　　　　激素受体调节剂等
　　　心血管疾病
　　}
　}
　目的 {
　　改善症状、促进生育
　　预防远期疾病
　}
}

3. 中医知识网络图[7]

中医诊断标准：年龄在 40 岁以前，月经停闭，或月经稀发，经量减少，或出现不规则子宫出血。伴有烘热汗出、情志改变、失眠等绝经过渡期症状

西医诊断标准：
临床特点：
① 继发闭经：发生在 40 岁以前。可在月经周期紊乱后渐至闭经，或月经周期规则而突然闭经
② 雌激素缺乏的症状：可出现潮热、出汗、情绪改变等

辅助检查：FSH >40mIU/mL，间隔一个月内至少升高两次，则可确诊；E2 可低于卵泡早期的基础水平

辨证论治：
肝肾阴虚证——滋补肝肾，养血调经——左归丸加减
肾虚肝郁证——补肾疏肝，理气调经——一贯煎加减
气血虚弱证——补气养血，和营调经——人参养荣汤加减
脾肾阳虚证——温肾健脾，暖宫调经——温土毓麟汤加减
肾阴阳两虚证——肾阴阳双补——二仙汤加减

$$其他治法\begin{cases}针刺：足三里、关元、中极、三阴交、血海、子宫 \\ 灸法：艾灸双侧足三里、气海、关元、中极、三阴交、\\ \quad\quad 子宫等 \\ 耳针、皮肤针\end{cases}$$

$$健康指导\begin{cases}生活起居：调整生活方式，适当体育锻炼，保持良好的\\ \quad\quad 睡眠习惯 \\ 饮食调理：忌食辛辣、油炸、寒凉 \\ 情志调摄：调节情志，避免精神焦虑紧张及过度精神\\ \quad\quad 刺激\end{cases}$$

4. 蔡连香对本病的认识[8]

$$卵巢早衰\begin{cases}病因病机 \quad 肾精亏虚，肝脾功能失调 \\ 治则治法\begin{cases}填精补肾、调理冲任 \\ 调补气血、养血疏肝\end{cases} \\ 用药特点\begin{cases}补肾药为主，自拟补肾填精经验方 \\ 补肾阴药中加补肾阳药，阳中求阴 \\ 选用血肉有情之品 \\ 善用活血药\end{cases}\end{cases}$$

4.1　病因病机

蔡老认为卵巢早衰病机以肾精亏虚为基础，而肝脾各脏腑功能的失调影响肾 – 天癸 – 冲任 – 胞宫轴的功能紊乱，各种因素最终导致卵巢早衰的发生。

（1）肾虚是主要病因病机

《医学正传》云："月经全借肾水施化，肾水既乏，则经血日以干涸。"肾为先天之本，主藏精气，精为化血之源，直接为胞宫的行经、胎孕提供物质基础。肾精的充足对天癸的成熟、功能的发挥具有直接作用，对月经的产生起着主导和决定作用。蔡老认为，卵巢早衰的发生与肾虚精亏有直接关系。先天禀赋不足、房事不节、惊恐及邪气损伤等各种因素造成肾功能失常，致使肾精亏损，肾－天癸－冲任－胞宫轴功能紊乱，从根本上导致本病的发生。

（2）肝脾功能失调是重要病机

脾为后天之本，气血生化之源，中焦运化功能正常是女性正常月经产生的基本条件。脾胃虚弱则生化之源不足，不能充养先天，精亏血少、冲任失养可致月水先闭。肝肾同源，为母子之脏。现代女性工作、生活压力大，性情多郁，日久耗伤肝血，子盗母气，则可出现肾精亏虚。同时肝气郁结，木克脾土，影响中焦升降纳运之功，后天气血乏源，导致肾－天癸－冲任－胞宫轴不能维系正常功能，出现月经量少、周期错后甚至闭经，导致本病。

4.2　治则治法

（1）填精补肾、调理冲任是基本治法

《素问·阴阳应象大论》云："形不足者，温之以气；精不足者，补之以味。"蔡老抓住卵巢早衰病机特点，以补肾填精为调治本病的基础。临证根据肾阴虚、肾阳虚之偏重分别治以滋补肾阴、肾阳或补益肾气，使肾精充实、肾气充沛、肾中阴阳平衡，以调固冲任之本。

（2）调补气血、养血疏肝是重要治法

《景岳全书·妇人规》指出："调经之要，贵在补脾胃以滋血之源，养肾气以安血之室，知斯二者，则尽善矣。"精源于血，因此补气养血是治疗本病培元之法。卵巢早衰患者往往精神压力大，容易出现肝气郁结，因此治以补肾，辅以疏肝理气、养血柔肝，即为调肝之法。

4.3 用药经验

（1）补肾药为主，自拟补肾填精经验方

蔡老根据多年临床经验，自拟补肾填精经验方，药物组成：炙龟板、熟地黄、女贞子、菟丝子、黑豆、当归、山药、合欢皮等。该方以补益药为基本配伍药，尤以补肾药为主。方中炙龟板、熟地黄为君药，二药相配达到填精补肾、养血滋阴的功效。女贞子、菟丝子共为臣药。女贞子滋阴清热，辅助君药增强补肾填精之功；菟丝子补肾阳，意在阳中求阴；黑豆为佐药，健脾益肾。余为使药，当归养血活血调经，配合欢皮疏肝养心安神，使全方补而不滞。

（2）补肾药的配伍特点

张景岳认为："善补阳者，必于阴中求阳，则阳得阴助，而生化无穷；善补阴者，必于阳中求阴，则阴得阳升，而泉源不竭。"在遣方用药时，蔡老注意药物配伍，在滋补肾阴之品中加入温补肾阳药物以阳中求阴。同时在补益药中少佐活血行气之品，如丹参、香附、枳壳、佛手等，使静中有动，补而不滞。

（3）选用血肉有情之品

醋龟甲为血肉有情之品，善补精血，既能补肝肾之阴，又能潜阳；紫河车、鹿角类补肾阳之品亦为血肉有情之品，直达冲任督脉、通奇经而充髓海，使气血精液得以滋润。

（4）活血药的运用

蔡老临证治疗本病常用的活血化瘀药有丹参、鸡血藤、桃仁、红花、益母草等，其中丹参运用较多。丹参味苦、性微寒，归心经、心包经、肝经，功能活血调经，清心安神。《本草正义》曰："丹参专入血分，其功在于活血行血，内达脏腑而化瘀滞。"现代药理研究表明，丹参具有雌激素活性，能提高未成年大鼠血中雌二醇含量，使子宫增重。卵巢早衰虚多实少，病程缠绵，治疗非一日之功。临证中，蔡老先以补肾养血为基本治法，方中稍佐活血之药，待患者阴道分泌物明显增加，或 B 超检查提示子宫内膜达 1.0cm 以后，再加入活血通经药物。治疗中重视活血而不破血，不轻易选用三棱、莪术等破血之品，此类药物过用或久服，易损伤正气或耗伤阴血，加重冲任血海之不足。

5. 蔡连香治疗卵巢早衰验案[8]

刘某，女，33 岁，已婚，2010 年 7 月 30 日初诊，主诉月经失调 1 年，停经 6 月余。月经 12 岁初潮，既往月经周期 6～7 天/26 天，量中。2008 年因工作调动后压力大，精神抑郁，于 1 年前出现月经量逐渐减少，末次月经 2010年 1 月 10 日，月经量少，3 天干净，此后至今未来月经。

2010 年 3 月 B 超示子宫内膜厚 0.2 cm，激素检查 FSH ＞40 mIU/mL。现腰酸，潮热出汗，阴道干涩，烦躁，眠欠安，二便调，舌质红，苔薄白，脉弦细。

2010 年 6 月 28 日复查 FSH 54.03mIU/mL，LH 27.98mIU/mL，E2 75.5pmol/L，PRL 183.30uIU/mL。

西医诊断：卵巢早衰；中医诊断：闭经，辨证属肝肾阴虚，冲任失养。

治法：填精补肾，养血疏肝。

处方：醋龟甲 15g（先煎），熟地黄 15g，女贞子 12g，菟丝子 20g，覆盆子 20g，何首乌 10g，当归 10g，丹参10g，合欢皮 15g，柴胡 10g，知母 6g，玫瑰花 6g，紫河车10g，砂仁 6g（后下），20 剂。

2010 年 8 月 20 日二诊：患者感觉阴道分泌物增加，状如蛋清。

初诊方去合欢皮、玫瑰花，加淫羊藿 10g，续断 15g，红花 6g，鸡血藤 20g。

2010 年 9 月 10 日三诊：于 9 月 3 日月经来潮，量初少而后有所增多，色红，经期 4 天。延用二诊方去续断、红花，加车前子 10g（包煎），竹茹 10g，陈皮 6g。

9 月 30 日四诊：9 月 28 日月经再次来潮，未净，月经量正常。月经第 2 天查 FSH 14.84mIU/mL，LH 8.4lmIU/mL，E2 553pmol/L。

前方加山药、太子参后患者继续服用，于 10 月 22 日月经来潮，经量正常，经色稍暗，继续治以补肾填精，养血疏肝调经。

按：患者闭经 6 月余，女性激素检查 2 次 FSH > 40mIU/mL，西医诊断为卵巢早衰；中医诊断为闭经。蔡老认为，患者长期精神抑郁，肝气不疏，日久成郁，郁生内热，热邪灼伤阴血而致肾精亏虚，月经由量少而渐至不行。阴虚阳亢可见烦躁、易怒、潮热汗出，肝肾不足、外阴失于濡养则干涩。肾阴不足、心火偏旺导致眠欠安，舌质红，苔薄白，脉弦细，亦为阴虚血亏之象，故辨证属肝肾阴虚，冲任失养。方中醋龟甲、熟地黄为君药，以填精补肾，养血滋阴。女贞子、菟丝子、紫河车、覆盆子共为臣药，女贞子助君药增强补肾填精之功，菟丝子平补肾阳以阳中求阴，紫河车、覆盆子补肝肾，增强填精养血强冲任的作用。余为佐使之药，当归补血调经，何首乌补益精血，柴胡、玫瑰花、合欢皮疏肝解郁，知母滋阴清热。丹参活血，砂仁行气，二药相配使本方补而不腻。方中多数药味甘，甘能入脾，使方中虽无补脾之药，但有健脾之功。全方诸药共奏填精补肾、养血疏肝、调气血、强冲任之效。二诊时，患者症状有所改善，乘阴血渐充之势，加强活血之法，用红花、鸡血藤以疏通冲任气血，并配合淫羊藿、续断、菟丝子兴奋肾阳，以达到促排卵目的。三诊时，患者月经来潮，舌苔白腻系湿邪凝聚之象，仍用二诊方，加车前子清热利湿，同时配伍竹茹、陈皮以防药物碍胃。四诊时，患者月经自行来潮，FSH 下降至 14.84mIU/mL。治疗在补肾养血的同时加强健脾益气，加用山药、太子参补气健脾。此病案蔡老运用填精补肾，养血疏肝法进行治疗，使肾精足，冲任二脉气血充盛、流通，满者有余，方能应时而溢。同时脾胃健、化源足、谷气盛、血海满盈，月经逐渐恢复。

参考文献

［1］Welt CK. Primary ovarian insufficiency：a more accurate term for premature ovarian failure ［J］. Clin Endocrinol，2008，68（4）：499－509.

［2］European Society for Human Reproduction and Embryology（ESHRE）guidelinegroup on POI，Webber L，Davies M，et al. ESHRE guideline：management of women with premature ovarian insufficiency ［J］. Hum Reprod，2016，31（5）：926－937.

［3］陈子江，田秦杰，乔杰，等．早发性卵巢功能不全的临床诊疗中国专家共识［J］．中华妇产科杂志．2017，52（9）：577－581.

［4］程姣姣，阮祥燕，冯欣，等．生育力保护保存与早发性卵巢功能不全的防治［J］．临床药物治疗杂志，2018，16（3）：1－5.

［5］吴洁，郁琦．早发性卵巢功能不全的诊断和处理［J］．中华医学信息导报，2016，31（21）：21.

［6］De Vos M，Devroey P，Fauser BC．Primary ovarian insufficiency．Lancet，2010，376（9744）：911－921.

［7］中华中医药学会．中医妇科常见病诊疗指南［M］．北京：中国中医药出版社，2012：104.

［8］黄欲晓，段青，杨智杰，等．蔡连香治疗卵巢早衰经验［J］．中国中医基础医学杂志，2014，20（10）：1421－1422.

（三）围绝经期综合征

1. 概述

围绝经期综合征是指妇女在绝经前后由于卵巢功能衰退引起的一系列以自主神经系统功能紊乱为主，伴有神经心理症状的症候群[1]，又称"更年期综合征""绝经期综合征"。中医称之为"经断前后诸证"，亦称"绝经前后诸证"。据统计，目前我国围绝经期妇女有 1.3 亿，预计到 2030 年将达到 2.8 亿，全球将增长到 12 亿，约 90% 以上的妇女将出现与绝经相关的症状[2]。

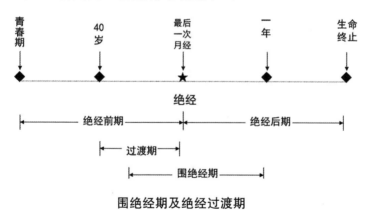

围绝经期及绝经过渡期

2. 西医知识网络图[3]

疾病特点
- 发病率高 每个女性都会经历卵巢功能逐渐消退，至完全消失这个时期，2/3 的更年期妇女会出现一系列性激素减少所致的症状
- 症状多
  - 月经紊乱
  - 血管收缩症状
  - 自主神经失调症状
  - 精神神经症状
  - 泌尿生殖道症状
  - 心血管疾病
  - 骨矿含量改变及骨质疏松
  - 阿尔茨海默病

诊断
- 病史
  - 年龄（45～55 岁）、月经紊乱或停闭
  - 40 岁前卵巢功能早衰
  - 有切除双侧卵巢及其他因素损伤双侧卵巢功能病史
- 症状 月经紊乱或停闭，随之出现烘热汗出、潮热面红、烦躁易怒、头晕耳鸣、心悸失眠、面浮肢肿、皮肤蚁行样感、情志不宁等症状
- 检查
  - 妇科检查：子宫大小正常或偏小，可见阴道分泌减少
  - 辅助检查：典型者呈现二高一低，FSH 增加 20 倍，LH 增加 5～10 倍，E2 水平降低，FSH >40mIU/mL 提示卵巢功能衰竭

治疗 {
　目的 {
　　缓解近期症状
　　尽早发现，有效预防骨质疏松症、动脉硬化等老年性疾病
　}
　方法 {
　　一般治疗：心理疏导、谷维素、镇静药、建立健康的生活方式

　　激素补充治疗：详见下页

　　非激素药物 {
　　　选择性 5 - 羟色胺再摄取抑制剂：盐酸帕罗西汀可有效缓解血管收缩症状及神经精神症状
　　　钙剂：减缓骨质丢失
　　　维生素 D：与钙剂合用，有利于钙的完全吸收
　　}
　}
}

附： 激素补充治疗

适应证
- 潮热、盗汗等血管收缩症状
- 阴道干燥、性交疼痛等泌尿生殖道萎缩症状
- 低骨量及骨质疏松

禁忌症
- 已知或可疑妊娠
- 原因不明的阴道出血
- 已知或可疑患有乳腺癌
- 已知或可疑患有性激素依赖性恶性肿瘤
- 患有活动性静脉或动脉血栓栓塞性疾病（最近 6 个月内）
- 严重的肝、肾功能障碍
- 血卟啉症、耳硬化症
- 已知患有脑膜瘤（禁用孕激素）

慎用情况 子宫肌瘤、内异症、子宫内膜增生史、有血栓形成倾向、胆囊疾病、癫痫、偏头痛、哮喘、高催乳素血症、系统性红斑狼疮、乳腺良性疾病及乳腺癌家族史等

注意
- 有适应证、无禁忌证、慎用情况控制良好者可予激素替代
- 原则上不推荐女性 60 岁以后或绝经 10 年以上开始启用激素替代

方案
- ①单孕激素补充方案
- ②单雌激素补充方案
- ③雌孕激素序贯方案
- ④雌孕激素连续联合方案
- ⑤替勃龙
- ⑥阴道局部应用雌激素

3. 中医知识网络图[4]

病因病机　妇女七七之年，肾气渐衰，天癸渐竭，冲任二脉逐渐亏虚，月经将断而至绝经，或素体阴阳有所偏衰，素性抑郁，有痼疾，家庭、社会等环境变化，致肾阴阳平衡失调而发病。故本病以肾虚为本，常累及心、肝、脾等脏

辨证要点　本病发生以肾虚为本，临证应主要根据临床表现、月经紊乱的情况及舌脉辨其属阴、属阳，或阴阳两虚，或心肾不交

分型论治
①肾阴虚证——滋肾益阴，育阴潜阳——六味地黄丸加生龟甲、生牡蛎、石决明
②肾阳虚证——温肾壮阳，填精养血——右归丸
③肾阴阳俱虚证——阴阳双补——二仙汤合二至丸加何首乌、龙骨、牡蛎
④心肾不交证——滋阴补血，养心安神——天王补心丹

4. 蔡连香对本病的认识[5]

围绝经期综合征
　主要病机　肝肾阴虚，阴阳失调
　治则治法
①滋补肝肾，阴中求阳
②重视健脾疏肝，养心安神
③配合心理疏导

4.1 滋补肝肾，阳中求阴

蔡老认为"女子……七七任脉虚，太冲脉衰少，天癸竭，地道不通"，是妇女由育龄期转向老年期的一个正常生理现象，此时肾气渐衰，天癸将竭，冲任二脉亏虚，精血不足，旧的阴阳平衡已被打破，但新的阴阳平衡尚未建立，从而出现一系列因肝肾阴虚、阴阳失调而导致的症状，故治疗当以滋补肝肾为先。蔡老常用的滋养肝肾之阴的药物有龟甲、熟地黄、生地黄、当归、女贞子、墨旱莲、山茱萸、枸杞子等。《景岳全书》："善补阴者，必于阳中求阴，则阴得阳升而泉源不竭。"因此，蔡老重视阴阳的互根互用，常适当配用补阳药，如淫羊藿、菟丝子、巴戟天、肉苁蓉等，使阴得阳升，促进建立新的阴阳平衡。

4.2 注重健脾，疏肝，养心法在本病中的应用

肾为先天之本，脾为后天之本，肾气虚衰，治疗应重视补后天以养先天，蔡老常用的健脾药物有黄芪、党参、白术、山药等。围绝经期综合征患者常表现有情志异常或心神不宁，肝主疏泄，调情志，蔡老常用柴胡、郁金、香附、石决明、龙骨、牡蛎等疏肝解郁，平肝泻火药物改善情志异常症状；心主神明，与人的精神思维活动密切相关，蔡老常用珍珠母、酸枣仁、远志、柏子仁等养心安神药物缓解心神不宁症状。

4.3 注重心理疏导

蔡老认为，心理治疗配合药物治疗，对提高绝经前后诸证疗效非常重要。治病过程中，多与患者交谈、解释、暗示，消除患者疑虑和紧张情绪，有助于增强患者信心。

5. 蔡连香治疗围绝经期综合征验案

案一[6]：王某，女，49 岁，已婚。

初诊：2014 年 3 月 1 日。末次月经：2014 年 3 月 1 日。月经周期 5～6 天/30 天，量适中，色红，无痛经。自觉近半年心慌气短乏力，烦躁，腰酸，偶有潮热汗出，纳可，眠安，二便调。孕 2 产 1，人工流产 1。舌质稍红，苔薄，脉弦带滑。

中医诊断：绝经前后诸证。

辨证：肾气不足，冲任不强。

西医诊断：围绝经期综合征。

治法：补肾养血，强冲任。

处方：炙龟甲 30g（先煎），熟地黄 15g，菟丝子 20g，女贞子 15g，黄精 15g，黑豆 12g，当归 10g，丹参 15g，山茱萸 10g，紫河车 10g，合欢皮 15g，太子参 20g，麦冬 12g，五味子 6g，葛根 30g，炒麦芽 15g，焦山楂 12g，炙甘草 6g。

2014 年 6 月 5 日二诊：末次月经 2014 年 5 月 3 日，服上方 2 个周期，自觉乏力，腰酸好转，现颈椎不适，全身关节不适，食纳可，眠差。舌质淡稍红，苔薄白，脉弦带滑。治法：同前。

处方：炙龟甲30g（先煎），熟地黄15g，当归10g，白芍12g，菟丝子30g，鸡血藤30g，黄精15g，黑豆12g，合欢皮30g，鹿角胶6g（烊化），炒酸枣仁20g，山药15g，虎杖15g，刺五加12g，玫瑰花6g，葛根30g，威灵仙15g，海风藤10g，陈皮12g。在服用上方基础上，经期配合服用血府逐瘀胶囊、天紫红女金胶囊，平时配合服用左归丸。经治疗1个月后关节不适及乏力明显缓解，夜眠安。

按：蔡老认为，患者七七之年，肾气渐衰，天癸将竭，冲任二脉亏虚，精血不足，肝肾阴虚，阴阳失于平衡。肾阴虚，阴不潜阳，虚阳外越，迫津外泄，故见潮热汗出；水不涵木，肝失疏泄，故烦躁；肝肾阴虚，造成心血不足，故见心慌气短乏力，腰膝酸软。结合舌脉，辨证为肾气不足，冲任不强。治疗以蔡老自拟保卵安坤方加减。方中炙龟甲、熟地黄为君药，二药相配达到填精补肾、养血滋阴功效。女贞子、菟丝子、紫河车共为臣药，辅助君药补肾填精。菟丝子补肾阳，意在阳中求阴；紫河车为血肉有情之品，增强填精养血之功。黑豆、葛根、虎杖为佐药，健脾益肾，活血祛瘀，药理研究显示，葛根、黑豆有雌激素样作用。当归配丹参养血活血调经，配合欢皮疏肝养心安神，使全方补而不滞。患者心慌气短，故用生脉饮（太子参、麦冬、五味子）益气养阴。二诊患者述服药后诸证缓解，但颈椎、全身关节不适，眠差，故在原方基础上，加疏风通络的威灵仙、海风藤，酸枣仁养血安神，虎杖活血解毒，鹿角胶温阳通督脉。诸药合用，滋肝补肾，阴阳平衡，故病证向愈，疗效明显。

案二：王某，女，51 岁，已婚。孕 1 产 1，已停经 10个月。2021 年 5 月 27 日于蔡老门诊初诊。患者近 1 周自觉心慌气短乏力，口渴，烦躁，潮热汗出，皮肤出现荨麻疹，有刺痛。纳可，眠安，大便黏，小便调。舌胖暗有瘀斑，苔薄，脉弦带滑。

中医诊断：绝经前后诸证，瘾疹。

辨证：气阴两虚，夹湿夹瘀。

西医诊断：围绝经期综合征，荨麻疹。

治法：益气滋阴，养血祛风。

处方：青蒿 10g，鳖甲 30g，太子参 20g，牡蛎 30g，炒扁豆 15g，当归 10g，赤芍 10g，白芍 10g，地肤子 10g，白鲜皮 10g，鸡血藤 15g，蝉衣 10g，柴胡 6g，五味子 6g，乌梅 6g，炙甘草 6，刺五加 10g。患者服药 7 剂后诸证缓解。

按：患者为中年女性，肾气渐衰，天癸已竭，阴血暗耗。肝阴不足可见口渴，烦躁易怒；血不养心，可见心慌气短；血不能荣养肌肤可见肌肤不润，经脉不通，故有荨麻疹伴疼痛。患者平素工作压力大，易肝郁气滞，导致脾气虚，脾虚水液运化失常，易生水湿，可见乏力、便黏。

结合舌脉，辨证为气阴两虚，夹湿夹瘀。方中青蒿、鳖甲有青蒿鳖甲汤之意，养阴清虚热，太子参、当归、赤芍、白芍益气养血，牡蛎镇静止痒，地肤子、白鲜皮清热燥湿、祛风止痒，蝉衣祛风透疹，柴胡抗过敏，五味子、乌梅生津止渴，抗焦虑，刺五加调节免疫。全方益气养阴，疏风养血，功效显著。

参考文献

[1] 世界中医药学会联合会，中华中医药学会．国际中医临床实践指南 更年期综合征（2020 - 10 - 11）［J］．世界中医药，2021，16（2）：190 - 192.

[2] 乔林，熊英，徐克惠．"中国绝经管理和绝经激素治疗指南（2018）"解读［J］．实用妇产科杂志，2019，35（3）：184 - 187.

[3] 谢梅青，陈蓉，任慕兰．绝经管理与绝经激素治疗中国指南（2018）［J］．中华妇产科杂志，2018，53（11）：729 - 739.

[4] 谈勇．中医妇科学［M］．北京：中国中医药出版社，2016：130 - 133.

[5] 蔡连香．蔡连香妇科临证经验［M］．北京：北京科学技术出版社，2016：51 - 52.

[6] 蔡连香 蔡连香妇科临证经验［M］．北京：北京科学技术出版社，2016：162 - 164.

（四）痛经

1. 概述

痛经为最常见的妇科疾病之一，指行经前后或月经期出现下腹部疼痛、坠胀，伴有腰酸或其他不适，症状严重者影响生活和工作。痛经分为原发性和继发性两类，原发性痛经指生殖器无器质性病变的痛经，占痛经90%以上，发生主要与月经来潮时子宫内膜前列腺素含量增高有关，继发性痛经是由盆腔器质性疾病引起的痛经。本节主要介绍原发性痛经。

2. 西医知识网络图[1]

痛经

定义 常见的妇科疾病之一，行经前后或月经期出现下腹部疼痛、坠胀，伴有腰酸或其他不适

分类
- 原发性：占90%以上，生殖器无器质性病变
- 继发性：由宫腔器质性疾病引起

病因
- 原发性痛经的发生主要与月经时子宫内膜前列腺素含量增高有关
- 原发性痛经还受精神、神经因素影响
- 疼痛的主观感受也与个体痛阈有关

临床表现
①原发性痛经在青春期多见，常在初潮后1~2年年内发病
②疼痛多自月经来潮后开始，最早出现在经前12小时，以行经第1日疼痛最剧烈，持续2~3日后缓解，疼痛常呈痉挛性，通常位于下腹部耻骨上，可放射至腰骶部和大腿内侧
③可伴有恶心呕吐、腹泻、头晕、乏力等症状，严重时面色发白、出冷汗
④妇科检查无异常发现

原发性痛经的诊断 月经期下腹部坠痛、妇科检查无阳性体征。除外继发性痛经可临床诊断。继发性痛经见子宫内膜异位症等器质性病变

痛经 — 治疗
- 一般治疗
  - 重视心理治疗，说明月经时的轻度不适是生理反应，消除紧张和顾虑可缓解疼痛
  - 足够的休息和睡眠
  - 规律而适度的锻炼、戒烟
- 药物治疗
  - ① 前列腺素合成酶抑制剂：抑制前列腺素合成酶活性，减少前列腺素产生，例如布洛芬、双氯芬酸
  - ② 口服避孕药：抑制排卵，减少前列腺素含量

3. 中医知识网络图[2]

病因病机
- 病因：生活所伤、情志不和、六淫为害
- 病位：冲任与胞宫
- 病机
  - 实证——不通则痛：邪气内伏，经期冲任、胞宫气血运行不畅
  - 虚证——不荣则痛：精血素亏，经期冲任、胞宫失于濡养

辨证要点　根据疼痛发生的时间、部位、性质及疼痛程度，明察病位，分清寒热、虚实，在气、在血

治则　以止痛为核心，调理冲任气血为主，补气、活血、散寒、清热、补虚、泻实等

治法
- 经期调血止痛治其标
- 平时辨证求因治其本

辨证论治
- 寒凝血瘀——温经散寒，化瘀止痛——少腹逐瘀汤
- 气滞血瘀——行气活血，化瘀止痛——膈下逐瘀汤
- 湿热蕴结——清热除湿，化瘀止痛——清热调血汤
- 气血虚弱——益气养血，调经止痛——圣愈汤（《医宗金鉴》）
- 肝肾亏损——补养肝肾，调经止痛——益肾调经汤

痛经

4. 蔡连香对本病的认识

蔡连香治疗痛经经验：

①辨病与辨证相结合：通过西医技术明确病因；辨别原发继发；

②病机虚实夹杂，须补虚去实；

③以养为先，养血和血是治疗痛经的前提：女子以血为先天，治疗不宜一味着眼于"通"，妄加攻伐，宜顾护精血，养血和血；

④以通为要，祛除瘀血是治疗痛经的关键。可以根据不同证型，或行气，或活血，或散寒，或清热，或补虚；

⑤分阶段治疗：经期活血化瘀治其标，非经期辨证求因治其本；

⑥内服外用结合提高疗效。

腹部外敷方药：千年健 10g，白芷 10g，当归尾 10g，川椒 10g，桂枝 10g，威灵仙 20g，艾叶 100g，透骨草 100g，青皮、陈皮各 10g。外敷方法：将中药装入布口袋，用前隔水蒸 20～30min，（第一次药干，应喷适量水），趁热敷于腹部患处，敷 30～60min 为宜，每日 1～2 次，10 次为 1 疗程，停 3～7 天再敷，每剂药可连用 10 次。注意：经期停用。

5. 蔡连香治疗痛经验案

徐某[3]，32 岁。2007 年 9 月 2 日于蔡老门诊初诊。因痛经三四年、未避孕未怀孕 1 年余就诊。患者近三四年经期腹痛明显，伴恶心、呕吐、怕冷，第 1、2 天经量较多，腹痛明显，有血块，经前时有乳胀。

在外院诊为子宫内膜异位症。末次月经（LMP）：2007 年 8 月 6 日。现月经周期 30 天，经期 4～5 天。平素症见：疲乏、时有腹胀、便溏、肛门下坠感。经产史：孕 1 产 0，2006 年 6 月 18 日自然流产。妇科检查未见异常。舌质暗红，苔薄白，脉弦。

诊断：痛经，继发不孕，子宫内膜异位症。

中医辨证：脾肾不足，伴气滞血瘀。

非经期处方：党参 20g，山药 20g，莲肉 15g，扁豆 15g，菟丝子 20g，女贞子 15g，当归 10g，丹参 15g，莪术 10g，生黄芪 15g，威灵仙 10g，鸡内金 10g，升麻 3g，柴胡 6g。

非经期腹部外敷处方：千年健 10g，白芷 10g，当归尾 10g，川椒 10g，桂枝 10g，威灵仙 20g，艾叶 100g，青皮、陈皮各 10g。

经期处方：当归 10g，川芎 6g，赤芍、白芍各 10g，熟地黄 10g，桂枝 6g，没药 6g，小茴香 6g，吴茱萸 3g，延胡索 15g，砂仁 6g，枳壳 10g，升麻 3g，鸡内金 10g，炒三仙 30g，栀子 3g，生黄芪 15g。

2007 年 9 月 23 日二诊：末次月经 9 月 13 日，经期 5 天，腹痛较前明显减轻，有血块，疲乏，无肛门下坠感。

舌质淡暗，苔薄白，脉弦。治法同前，去柴胡、升麻。随症加减治疗 8 月余，经期腹痛明显减轻，量色正常。疲乏、腹胀、便溏等证明显减轻。2008 年 6 月 8 日三诊：患者基础体温已上升 19 天，食欲差，查 β - HCG 99.18mIU/mL，PRO 10.49ng/mL，证实妊娠。

按：患者属于子宫内膜异位症引起的继发性痛经，病因明确。患者有痛经病史，素体脾肾不足，可见疲乏、便溏、腹胀、肛门下坠感，脾胃升降失调，可见恶心、呕吐；月经量较多，多时疼痛明显，有血块，经前时有乳胀，舌质暗红，苔薄白，脉弦，以上均为气滞血瘀表现。由上判断患者病机为脾肾不足，气滞血瘀。病机虚实夹杂，须补虚去实。采用分阶段治疗，非经期辨证求因治其本，处方中药以健脾补肾为主，佐以养血化瘀，党参、山药、莲肉、扁豆健脾；菟丝子、女贞子补肾；当归、丹参养血活血；黄芪配当归有益气补血生血之力；莪术行气破血，鸡内金健胃消积，柴胡与升麻同用，升阳举陷。经期活血化瘀治其标，并在活血化瘀基础上养血和血、温经止痛。当归、川芎、赤芍、白芍、熟地黄活血养血；黄芪补气以生血；没药活血止痛；延胡索活血行气止痛；小茴香、吴茱萸温补冲任，散寒止痛；桂枝温通血脉，通络止痛；栀子清热泻火，佐使温热药调和阴阳；砂仁健脾行气止痛，同时防熟地黄滋腻；枳壳行气除胀宽中，气行则血行；鸡内金、炒三仙运脾消食和胃。配合中药腹部外敷，温经活血，祛风除湿，通络止痛，提高疗效。通过养血和血，调理气血等既可止痛，又可使部分患者得到预防和根治，这是中药治疗痛经的优势所在。治疗月经不调、盆腔炎、子宫内膜异位症的同时，还有调经、助孕作用。

参考文献

［1］谢幸，孔北华，段涛，等．妇产科学（第9版）［M］．北京：人民卫生出版社，2018：351.

［2］谈勇．中医妇科学［M］．北京：中国中医药出版社，2016：137.

［3］周佩云．蔡连香主任治疗继发性痛经临证经验［J］．中国中医药现代远程教育，2010，8（15）：5 - 6.

（五）崩漏（异常子宫出血功能性病变）

1. 概述

"崩漏"是中医病名，在西医学范畴里常属于"排卵障碍性异常子宫出血（AUB）"。异常子宫出血是妇科常见的症状和体征，是指与正常月经的周期频率、规律性、经期长度、经期出血量任何 1 项不符的、源自子宫腔的异常出血。本病限定于育龄期非妊娠妇女，因此，需排除妊娠和产褥期相关的出血，也不包含青春发育前和绝经后出血[1]。

崩漏是指育龄期女性，经血非时而下，或阴道突然大量出血，或淋沥下血不断。前者称为"崩中"，后者称为"漏下"。临床上月经过多、月经先期都可以转化成崩漏。"崩"指阴道突然出血，来势急，出血量比较多；"漏"指阴道淋沥下血不止，来势缓，出血量比较少。崩与漏的出血形式虽有不同，但两者的病因病机相同，且常相互转化，交替出现，所以常并称崩漏。血崩日久，耗伤气血，可以转化为漏；久漏不止，也能转化成崩。

崩漏是妇科的常见病、多发病、疑难急重病，发病率为 11%～13%，可发生于从月经初潮后至绝经的任何年龄，以青春期及围绝经期女性居多。崩漏病因多端、发病机制复杂、病情缠绵难愈，可引起贫血、继发感染、不孕，影响患者的生命质量和身心健康，甚至会导致大量出血从而危及患者生命[2]。

2. 西医知识网络图[1]

异常子宫出血
- 定义　育龄期非妊娠妇女月经的周期频率、规律性、经期长度、经期出血其中任何 1 项发生异常，源自宫腔的异常出血（AUB）
- 分类
  - 结构性
    - 子宫内膜息肉（AUB－P）
    - 子宫腺肌病（AUB－A）
    - 子宫肌瘤（AUB－L）
    - 子宫内膜恶变 非典型增生（AUB－M）
  - 非结构性
    - 全身凝血相关疾病（AUB－C）
    - 排卵障碍（AUB－O）
    - 子宫内膜局部异常（无结构及排卵异常）（AUB－E）
    - 医源性　如口服避孕药、上曼月乐环、皮埋等（AUB－I）
    - 未分类　如子宫动静脉瘘、剖宫产术后子宫瘢痕缺损（AUB－N）
- 辅助检查
  - 血：内分泌 8 项、甲状腺功能 7 项、β－HCG、CA125、血常规
  - 尿 HCG
  - B 超
  - 妇科检查
- 治疗　不同类型 AUB 治疗方法不同，临床疗效不一。实际治疗中应根据疾病及症状严重程度，患者年龄及有无生育要求进行选择

3. 中医知识网络图[3]

定义　崩漏是指经血非时暴下不止（崩中）或淋沥不尽（漏下），是月经周期、经期、经量严重紊乱的月经病

病因病机
- 病理因素：虚、热、瘀
- 涉及脏腑：心、脾、肝、肾
- 关键病机：血海蓄溢失常，冲任二脉失约，经血非时而下

症状　常有月经病病史，月经来潮无周期规律而妄行，出血量多如山崩之状，或量少淋沥不止

辨证要点　辨出血的量、色、质，以辨寒、热、虚、实

治疗原则　塞流、澄源、复旧

辨证论治
- 血热证
  - 实热证——清热固经汤——清热凉血，止血调经
  - 虚热证——上下相资汤——养阴清热，止血调经
- 肾虚证
  - 肾阴虚证——左归丸——滋肾益阴，止血调经
  - 肾阳虚证——右归丸——温肾固冲，止血调经
- 脾虚证——举元煎合安冲汤加炮姜炭——补气升阳，止血调经
- 血瘀证——四草汤加三七、蒲黄——活血化瘀，止血调经

其他治法
- 中成药：三七片、云南白药、宫血宁胶囊
- 针灸诊疗：体针、艾灸、耳针

崩漏

4. 蔡连香对本病的认识

蔡老认为，崩漏病因虽与外感六淫、内伤七情、房劳胎产相关，但归纳起来，不外乎虚、热、瘀三个方面，损伤冲任二脉，冲任不固，不能制约经血，使女子胞宫藏泻失常，导致崩漏发生。辨治时首先区别是崩中还是漏下，按照崩和漏的不同，"急则治标，缓则治本"，顺应胞宫藏泻，灵活运用"塞流""澄源""复旧"三法，血止后调理脾肾，重在固肾以治本，补益肾气，调整月经周期，使崩漏得到根本的治疗[4]。

5. 蔡连香治疗崩漏验案

徐某，女，17 岁，未婚，2018 年 8 月 30 日于蔡老门诊初诊。患者既往月经规律，11 岁初潮，月经 7/30 天，近 3 年月经紊乱，无正常月经周期，间断阴道不规则出血，每次出血 15 ~ 20 天，量时多时少，曾于北京大学第三人民医院完善相关检查未见器质性病变，并用孕激素撤退治疗。末次月经：2018 - 8 - 18，前 3 天量少，2018 年 8 月 21 日出血量开始增多，每小时湿透 1 片日用卫生巾，2018 年 8 月 29 日于我院妇科门诊查血常规 HGB：79 g/L，妇科 B 超示子宫内膜厚 1.39 cm，回声欠均，左侧卵巢囊肿。现已阴道不规则出血 12 天，量多 9 天。刻下证见：阴道出血量多，面色苍白，无腹痛，时有头晕，乏力，无心慌，食欲差，夜寐欠佳，二便调，舌体胖，质暗有瘀点，舌尖红，苔微黄，脉细数。

中医诊断：崩漏（气虚血瘀兼血热）；西医诊断：异常子宫出血（排卵障碍性出血）。

治法：益气养血、化瘀止血为主，兼清血热。

处方：党参 15g，生黄芪 30g，炒白术 12g，茜草炭 10g，生蒲黄 6g，炒蒲黄 6g，仙鹤草 12g，炒栀子 10g，酸枣仁 20g，焦山楂 10g，炒麦芽 15g，阿胶 15g，砂仁 6g，重楼 15g，竹茹 12g。

4 剂，水煎服。

2018 年 9 月 2 日，患者未来复诊，电话自诉服完以上方药 2 剂后阴道出血停止，告知患者，血虽然停止，但仍需口服中药调理，以助恢复正常月经周期。

按：患者月经紊乱 3 年，阴道不规则出血 12 天，月经量多 9 天，当属于"崩漏"范畴。患者系青春期女性，初潮不久，肾 – 天癸 – 冲任 – 胞宫轴尚不稳定，先天肾气未充，冲任不固，经血失去统摄，血不循经，而发为崩漏。患者反复崩漏，失血过多，气随血脱，气虚无力推动血行，且气虚无法摄血，导致瘀血内阻，血不归经而发为崩漏。患者气血亏虚，无法上荣清窍，故证见头晕、面色苍白；血虚神失所养，故睡眠欠佳；体内阴血不足，虚热内生。脾不统血，运化失职，故纳差乏力；结合"舌体胖，舌质暗有瘀点，舌尖红，苔微黄，脉细数"，辨证为气虚血瘀兼血热。方中党参、生黄芪、炒白术补气健脾，以养后天之本，生蒲黄、炒蒲黄、仙鹤草活血化瘀止血，炒栀子、竹茹清热除烦，重楼清热解毒，酸枣仁养血宁心安神，阿胶养血滋阴，焦山楂、炒麦芽健胃消食，砂仁理气和胃，全方共奏益气养血、化瘀凉血止血之效。益气药中加以行气药使补而不留瘀，化瘀止血药中加以益气养血药，使得止血化瘀不伤正。蔡老认为在治疗崩漏时，应根据患者年龄，突出治疗的重点。该患者系青春期少女，治疗重在补肾，兼以补脾，促进正常排卵，建立正常的月经周期。

参考文献

［1］中华医学会妇产科学分会妇科内分泌学组．异常子宫出血诊断与治疗指南［J］．中华妇产科杂志．2014，49（11）：801－806.

［2］世界中医药学会联合会，中华中医药学会．国际中医临床实践指南 崩漏（2019－10－11）［J］．世界中医药，2021，6：870－877.

［3］谈勇．中医妇科学［M］．北京：中国中医药出版社，2016：84－89.

［4］蔡连香．周佩云．蔡连香妇科临证实录［M］．北京：中国医药科技出版社，2016：32－37.

四、妊娠并发症

（一）先兆流产

1. 概述

先兆流产是女性妊娠时常见的一种并发症，发生于怀孕28周前，患者以少量阴道出血为主要症状，部分患者还会出现下腹部疼痛。先兆流产发生时，若患者宫颈口未开，仍有妊娠希望。早期先兆流产发生在孕12周之前，与孕妇体质、心理等因素有关，据相关研究报道，孕妇发生早期先兆流产的概率约为20%[1]。尽管现代生活条件逐渐改善，但伴随着社会环境的变化，女性生育年龄的普遍推迟，女性工作生活中面临的压力增大，三胎政策的开放等因素，先兆流产发病率不仅没有下降，近几年反而呈上升趋势，先兆流产成为人们越来越关注的问题。先兆流产属于中医学"胎漏""胎动不安"范畴。

2. 西医知识网络图[2]

疾病特点
- 高：发病率呈现逐年升高
  - 约 20% ~25% 妇女妊娠期间受先兆流产的困扰[3]
  - 其中约 65% ~80% 会发生在妊娠 12 周之前[4]
- 危：若不能及时有效治疗，可进一步迈向难免流产、不全流产，甚至完全流产
- 难：病因复杂，多次反复
  - 与染色体异常、母体内分泌、免疫、感染、解剖异常、父方因素及环境等相关
  - 多次流产会造成子宫内膜损伤，复发性流产

临床表现
- 症状体征：阴道少量出血，或淋沥不尽，或时有时无，或伴有下腹疼痛
- 妇科检查：宫口未开，无妊娠物排出，子宫大小与停经周数相符

诊断
- 病史：有停经史（且停经时间在 28 周内）
- 临床表现：有少量阴道流血，可有恶心等早孕反应，或伴有下腹部坠痛或腰酸不适，无妊娠组织物排出
- 妊娠试验：尿 HCG 或者 β – HCG 阳性
- 超声：宫内妊娠，宫内可见孕囊（或可见卵黄囊、胚芽及可见胎心搏动）大小与停经周数相符
- 妇科检查：子宫颈口未开，胎膜未破，子宫体积增大与停经周数基本相一致

治疗 ┤ 方法 ┤ 针对病因处理

一般处理：避免过激，适当卧床，禁止性生活，均衡饮食，心情愉悦，避免接触有害物质

针对病因处理
- 染色体异常：可考虑行胚胎植入前遗传学检测技术，进行辅助生殖
- 内分泌因素：黄体支持治疗、补充甲状腺激素、抗凝治疗
- 免疫异常：免疫抑制剂、低分子肝素、阿司匹林等
- 解剖异常：根据个体情况选择手术治疗
- 感染因素：应加强孕前筛查，避免发生
- 父方因素：纠正其不良生活习惯，提高精子质量
- 其他：基础原发疾病治疗等

目的　保证孕期安全，成功生产

3. 中医知识网络图[5]

病因病机：冲任气血不调，胎元不固

治疗原则：以补肾固冲为治疗大法

分型论治
- 肾虚证——固肾安胎，佐以益气——寿胎丸加党参、白术
- 气血虚弱——益气养血，固冲安胎——胎元饮
- 血热证
  - 实热证——清热凉血，固冲止血——阿胶汤去当归、川芎
  - 虚热证——滋阴清热，养血安胎——保阴煎
- 血瘀证——治血化瘀，补肾安胎——桂枝茯苓丸合寿胎丸减桃仁
- 湿热证——清热利湿，补肾安胎——当归散合寿胎丸去川芎、阿胶加茵陈

4. 蔡连香对本病的认识[6]

先兆流产
- 病因病机：脾肾不足，或兼阴血亏虚
- 辨证论治：胎元不固，母体冲任受损
- 治法：补肾健脾，清热安胎
- 方药：自拟补肾安胎方，由菟丝子、桑寄生、党参、紫苏梗、白芍等药物组成

4.1 病因病机

《傅青主女科》："水足而胎安，肾水亏而胎动。"肾气亏虚，失于升举封藏，胎失所系，胎元难固；肾阳不

足，胎失温煦，则胎萎不长；肾阴虚损，虚火灼络，胚胎受损，亦可致堕胎。脾胃为后天之本，气血生化之源，脾胃健运，才能使气充血和，冲任调达，胎得所养。蔡老认为，肾精有赖于脾胃运化水谷精微的充养，脾健则肾强；脾肾不足为先兆流产发生的基本病因，临床上兼有阴血虚者亦多见。此外，先兆流产患者多有不良孕产史，孕期易过度忧虑担心，忧思伤脾，郁怒伤肝，肝郁久而化火，耗伤阴血，灼伤胞络。

4.2 辨证论治

《傅青主女科》言："夫胞胎虽系于带脉，而带脉实关于脾肾。脾肾亏损，则带脉无力，保胎即无以胜任矣。"肾精亏虚造成卵子质量欠佳，且不能濡养胞宫胞络，致胎失所养，甚至堕胎。脾虚气血生化乏源，冲任匮乏，不能固摄滋养胎元，致胎元不固。故蔡老认为治疗先兆流产，补肾健脾为基本治则，补肾为固胎之本，健脾为益血之源，唯有脾气健旺，肾精充盛，方可胎元安固。肾阴虚损，虚火灼络，或肝郁久而化火，耗伤阴血，灼伤胞络，都可使胎元受损，故提出补肾健脾、清热安胎为基本大法。

4.3 临床验方

蔡老临床常以自拟补肾安胎方治疗先兆流产，常获良效。补肾安胎方药物组成有菟丝子、桑寄生、紫苏梗、党参、白芍等。菟丝子、桑寄生为寿胎丸之主药，菟丝子补肾填精，温而不燥，补而不腻；桑寄生补肝肾、强筋骨、固冲任，使肾强胎实。党参健脾益气，气血生化有源则先天之精方得濡养，胎元得养则固。因安胎之药性多滋腻，易阻碍气机，故用紫苏梗理气安胎，并可和中止呕；白芍柔肝养血，止痛安胎。

临床加减[6]：气虚者，可加太子参、生黄芪益气固胎，气能生血，精血同源，精充血足则胎有所养；阴虚血热明显者，可加石斛、玉竹、麦冬；热象重者，可酌加黄芩以清虚火，防止热扰胞络而胎动不安；腰酸者，可用盐杜仲、山茱萸，合并出血者，可改用杜仲炭以加强止血安胎之功；伴腹痛者，可重用白芍，加甘草，缓急止痛；伴出血者，用苎麻根、阿胶、侧柏炭或大蓟炭养血止血，凉血安胎；心神不宁、虚烦难眠者，可用炒酸枣仁、百合养阴血，宁心神，镇静助眠。

5. 蔡连香治疗先兆流产验案

李某[6]，女，38岁，已婚，孕3产1。2007年人流2次，2008年足月剖宫产。2015年10月30日，患者在外院查 PRO 20.17ng/mL，β-HCG 13.28mIU/mL，遂于2015年11月1日至蔡老门诊就诊。患者15岁初潮，月经周期正常，量中，无痛经。来诊时停经23天，基础体温升高11天。症见：腰酸，疲乏，偶有咳嗽，有痰，胃胀反酸，时有烧心，纳欠佳，眠差易醒，大便干，小便调。舌脉：

舌淡体胖、边齿痕，苔薄白，脉细滑。

西医诊断：先兆流产。

中医诊断：胎动不安。

中医辨证：脾肾不足，胃失和降，胎元不固。

治法：补肾健脾，和胃安胎。

处方：菟丝子 20g，续断 12g，桑寄生 12g，阿胶 10g（烊化），党参 12g，炒白术 10g，炒扁豆 12g，竹茹 12g，紫菀 12g，海螵蛸 12g，炙甘草 6g。

7 剂，水煎服，日 1 剂。

因感冒另开代茶饮 5 剂，方药组成：麦冬 6g，金银花 6g，桂枝 6g，荆芥穗 6g（后下），甘草 3g。黄体酮胶丸 100mg 口服，日 4 次。

2015 年 11 月 8 日二诊：2015 年 11 月 4 日复查 PRO 28.54ng/mL，β-HCG 217.51mIU/mL，咳嗽明显，痰多难咯，无鼻塞流涕，腰酸乏力及反酸症状缓解，时有心悸，余同前。舌胖，苔薄白腻，脉浮小滑。原方去炒白术，加枇杷叶 12g，蜜百部 10g，紫苏梗 10g。2015 年 11 月 13 日查 PRO 30.67ng/mL，β-HCG 12156.59mIU/mL，E2 341pmol/L。

2015 年 11 月 15 日三诊：感冒症状缓解，时有小腹坠胀，仍腰酸，无明显腹痛及阴道出血，恶心呕吐不明显，大便秘结。

处方：菟丝子 20g，续断 12g，桑寄生 12g，山药 15g，盐杜仲 10g，黄芩 10g，瓜蒌 12g，陈皮 10g，黄芪 10g，炒白术 12g，紫苏梗 10g，炒扁豆 12g。

2015 年 11 月 20 日 B 超示：宫内早孕 6 周 +，未见胎芽，卵黄囊 0.4cm。2015 年 11 月 30 日复查：B 超示宫内早孕 7 周 + 5 天，胎芽 1.1cm，胎心搏动可见；PRO 35.68ng/mL，β – HCG 56894.62mIU/mL，E2 568pmol/L。保胎至孕 10 周，黄体酮胶丸减量至 100mg，隔日 1 次。孕 12 周各项体征均正常，停药转产科。

按：胞脉者系于肾，肾虚系胞无力，血虚胞失濡养则腰酸，疲乏；冲脉起于胞宫，隶于阳明，孕后冲气循经上犯胃气，胃失和降，故见胃胀反酸，时有烧心，纳欠佳；阴血下聚养胎，阳气偏胜，阴虚有热，故见眠差易醒，大便干。蔡老从"肾藏精，主生殖"理论出发，认为肾虚为发病之本，肾虚则受胎不实、胎元不固；肾精有赖于脾胃运化水谷精微的充养，脾健则肾强，故治疗的重点在于补脾肾。处方以补肾安胎方加减：菟丝子补肾益精；桑寄生、续断补肝肾，填精血以安胎；黄芪、山药、炒白术补脾气以助气血之化源，使气旺以系胎；阿胶补血固冲；炒扁豆健脾行气，补而不滞；竹茹、紫菀清热化痰止咳；海螵蛸抑酸和胃。全方共奏补肾健脾、养血安胎之效。由于患者既往有不良孕产史，且年龄偏大，加之盼子心切，故加用黄体酮胶丸保胎治疗。二诊患者诸证缓解，仍咳嗽有痰，故加用枇杷叶、蜜百部、紫苏梗理气化痰止咳。三诊患者感冒症状缓解，小腹坠胀，腰酸，大便秘结，加盐杜仲补肾强筋壮骨，黄芩清热安胎，瓜蒌清热化痰，润肠通便。

参考文献

［1］Lee HJ，Park TC，Kim JH，Norwitz E，Lee B. The Influence of Oral Dydrogesterone and Vaginal Progesterone on Threatened Abortion：A Systematic Review and Meta－analysis. Biomed Res Int. 2017；2017：3616875.

［2］谢幸，孔北华，段涛，等. 妇产科学（第9版）［M］. 人民卫生出版社，北京：2018：70－74.

［3］Carp H. A systematic review of dydrogesterone for the treatment of threatened miscarriage. gynecol Endocrinol. 2012，28（12）：983－90.

［4］黄玉华，柯海，魏颖楠，等.1010例早期先兆流产患者中医证型分布及妊娠结局相关因素分析［J］. 中国中医药信息杂志，2017，8（24）：22－26.

［5］谈勇. 中医妇科学［M］. 北京：中国中医药出版社，2016：154－159.

［6］胥丽霞，黄欲晓. 蔡连香补肾安胎方治疗先兆流产［J］. 北京中医药，2017，8（36）：719－721.

（二）复发性流产

1. 概述

复发性流产是指与同一性伴侣连续发生 3 次及 3 次以上的自然流产。本病是妇科常见的妊娠病之一，也是世界性的疑难病证，有统计显示，约 5% 的育龄期妇女受到此病困扰[1]，其中大多数为早期流产，少数为晚期流产。目前，我国关于复发性流产的定义是指发生 3 次或 3 次以上妊娠 28 周之前的妊娠丢失，同时提出，连续发生 2 次流产即应重视并予评估[2]。大多数专家认为，连续发生 2 次自然流产的妇女再次出现流产的风险与 3 次者相近[3]。导致复发性流产的病因复杂，涉及胚胎、母体、父亲、环境等众多因素[4]，但仍有约 50% 患者病因不明[5]。复发性流产属中医学"滑胎""屡孕屡堕"范畴。

2. 西医知识网络图[1]

发病率高　发生率约为育龄期妇女的 5%

子宫结构异常
- 先天性异常（子宫畸形、子宫颈机能不全等）
- 获得性异常（宫腔粘连、子宫肌瘤等）

血栓前状态
- ①先天性易栓症：与凝血和纤溶有关的基因突变造成，如 V 因子和 II 因子（凝血素）基因突变、蛋白 S 缺乏等
- ②获得性易栓症：抗磷脂综合征、获得性高半胱氨酸血症、其他引起血液高凝状态的疾病

遗传因素　约 45% 的自然流产是染色体异常所致[6]

内分泌因素　甲状腺功能异常、黄体功能不全、高泌乳素血症、多囊卵巢综合征、糖尿病、胰岛素抵抗等

感染因素　生殖道感染、接触感染

自身免疫性疾病　抗磷脂抗体综合征、系统性红斑狼疮、干燥综合征等

其他因素　肥胖、不良环境因素暴露、不良心理因素以及压力、吸烟、酗酒等

约有 50% 患者原因不明

诊治困难
- ①病因复杂
- ②治疗方法局限
- ③疗效欠佳

疾病特点
- 病因复杂
- 诊治困难

治疗
- 子宫结构异常　针对病因手术治疗
- 血栓前状态
  - 低分子肝素、阿司匹林
  - 获得性高同型半胱氨酸血症：补充叶酸、维生素 B_{12}
- 染色体异常　无治疗手段，建议通过辅助生殖技术解决生育问题
- 内分泌因素
  - 糖尿病：孕前 3 个月停降糖药改为胰岛素治疗
  - 促甲状腺激素（TSH）＞2.5mU/L 和甲状腺过氧化物酶抗体（TPO－Ab）阳性：左旋甲状腺素
  - 多囊卵巢综合征或存在胰岛素抵抗：二甲双胍
- 感染因素　孕前根据病原体的类型给予针对性治疗，感染控制后方可受孕
- 自身免疫性疾病
  - 自身免疫型复发性流产：低分子肝素、阿司匹林
  - 抗核抗体阳性：肾上腺皮质激素、泼尼松
  - 系统性红斑狼疮、干燥综合征等：病情缓解后受孕
  - 封闭抗体阴性或 NK 细胞数量及活性升高：可考虑淋巴细胞免疫治疗或静脉注射丙种球蛋白
- 其他因素　详细询问病史，了解是否存在不良因素暴露，在下次妊娠时尽量避免

3. 中医知识网络图[7]

病因病机　基本病机为冲任虚损，胎元不固，主要在于母体多有肾虚、气血虚弱、血瘀之因素，胎元则由父母先天禀赋决定，先天肾虚精弱，以致胎元不健，易于屡孕屡堕

辨证要点　堕胎或小产连续发生 3 次或以上是滑胎，临床上遵循辨证与辨病相结合，排除男方因素或女方非药物所能奏效的因素，针对病因辨证论治

分型论治
①肾虚证——补肾益气固冲——补肾固冲丸
②气血虚弱证——益气养血固冲——泰山磐石散
③血瘀证——祛瘀消癥固冲——桂枝茯苓丸

临证要点
应结合现代医学有关检查，查清导致流产的原因，排除男方或女方非药物所能奏效的因素，予以辨证论治

注意防治并重，孕前调治，预培其损，消除引起滑胎的因素，孕后及早保胎治疗，治疗期限应超过以往殒堕的时间，同时予以心理疏导

对已发生 2 次以上堕胎或小产的患者即应重视，予以评估，调理冲任气血

4. 蔡连香对本病的认识

复发性流产

发病因素
借助现代医学手段确定病因
①染色体异常（夫妻双方及妊娠排出物）
②生殖器畸形（B超、宫腔镜、输卵管造影）
③内分泌激素异常（黄体功能不足、高泌乳素血症、多囊卵巢综合征、甲状腺功能异常等）
④感染因素（巨细胞病毒、弓形虫、单纯疱疹病毒）
⑤免疫因素（抗体检测）

病因病机
根本病机：肾虚
重要原因：脾肾两虚，气虚不足，血热扰宫

治则治法
基本大法：补肾健脾，滋阴清热
孕前干预：预培其损，治未病——补肾健脾，填精助孕——自拟补肾助孕方：菟丝子、桑寄生、太子参、白术、紫河车等
孕后调理：补肾固冲，健脾养血——自拟补肾安胎方：菟丝子、桑寄生、党参、紫苏梗、白芍等

5. 蔡连香治疗复发性流产验案

汤某，女，35岁，2009年9月14日于蔡老门诊初诊。主诉：胎停育3次，2006年5月、2007年4月均于妊娠7周自然流产，2008年6月于妊娠8周发现胎停育，行人工流产术，未找到流产原因。月经周期4～5天/27～28天，末次月经：2009年9月8日，5天净，量较多，痛经（＋）。平时倦怠，乏力，腰酸，大便次数多、稀溏，舌质

淡暗，舌苔薄，脉象弦小。

西医诊断：复发性流产；中医诊断：滑胎（脾肾两虚兼有血瘀证）。

治法：补肾健脾化瘀。

处方：菟丝子 20g，女贞子 15g，太子参 20g，山药 20g，白术 10g，鹿角霜 15g，陈皮 10g，白芍 20g，延胡索 10g，赤芍 10g。

10 剂，水煎服，日 1 剂。

2009 年 10 月 15 日二诊：末次月经 2009 年 10 月 1 日，5 天净，基础体温已上升 1 天，经期腹痛减轻，有腰酸和肛门下坠感，额头痤疮，舌暗红，苔黄白，脉象弦小。治宜补肾疏肝，理脾化瘀。

处方：柴胡 10g，白芍 12g，白术 15g，莲子肉 15g，炒扁豆 15g，鹿角霜 10g，茯苓 20g，郁金 10g，山药 15g，生黄芪 15g，鸡内金 10g，紫河车 6g，竹茹 12g，鱼腥草 15g。

10 剂，水煎服，日 1 剂。

按此方法随症加减治疗 2 个月经周期。2009 年 12 月 8 日三诊：乳胀，舌质暗红，舌苔白腻，脉象弦小，基础体温持续上升 15 天，PRO 60.52ng/mL，β－HCG 1171mIU/mL，确定妊娠。治宜补肾安胎。

处方：太子参 20g，炒扁豆 15g，山药 15g，莲子肉 12g，菟丝子 20g，川续断 15g，紫河车 10g，砂仁 6g，竹茹 12g，白芍 10g。此法治疗至妊娠 12 周，B 超示宫内早孕 12 周，胎心（＋）。随访告知足月顺产，婴儿发育正常。

按： 蔡老认为肾藏精、主生殖，是胎孕之根本。若肾气虚则封藏失职，冲任不固，胎失所系，便成滑胎之疾，肾虚是滑胎的根本病机。本案患者脾肾虚弱，胎元不健，故屡孕屡堕，出现胎停育。脾虚中气不足则倦怠、乏力、便溏；肾精不足，不能濡养则腰酸；舌淡、苔薄白、脉细滑为脾肾虚弱之候。舌质淡暗、舌苔薄、脉象弦小是兼有血瘀表现。抓住脾肾不足这一关键病机，运用"预培其损"理论，补肾健脾助孕。处方中菟丝子、女贞子、鹿角胶补肝肾，益精血，固冲安胎；太子参、山药、白术益气健脾，滋阴培元；赤芍、白芍化瘀止痛，养血柔肝；陈皮理气和胃，补而不滞。全方补肾健脾，养血调经。治疗全程体现辨证论治思路，即培补养胎之源，当分先天之源肾，后天之源脾，补肾为本，兼顾脾胃，以达肾气旺、气血足、胎可以系、胎可以固的目的。二诊增加补肾疏肝健脾之药，三诊患者证实妊娠，以补肾安胎方[8]加减。

参考文献

［1］R. - J. Kuon，L. - M. Wallwiener，A. Germeyer，T. Strowitzki，V. Daniel，B. Toth. Establishment of a standardized immunological diagnostic procedure in RM patients［J］.

Journal of Reproductive Immunology. 2012，Vol. 94（No. 1）：55.

［2］中华医学会妇产科学分会产科学组．复发性流产诊治的专家共识［J］．中华妇产科杂志，2016，51（1）：3－9.

［3］肖世金，赵爱民．复发性流产病因学研究进展［J］．中国实用妇科与产科杂志，2014，30（1）：41－45.

［4］谢幸，孔北华，段涛，等．妇产科学（第9版）［M］．北京：人民卫生出版社，2018：70－73.

［5］Daniel Vaiman. Genetic regulation of recurrent spontaneous abortion in humans［J］. Biomedical Journal. 2015，Vol. 38（No. 1）：11－24.

［6］Van Den Berg MM，Van Maarle MC，Van Wely M，Goddijn M. Genetics of early miscarriage.［J］. Biochimica Et Biophysica Acta. 2012，Vol. 1822（No. 12）：1951－1959.

［7］谈勇．中医妇科学［M］．北京：中国中医药出版社，2016：166－169.

［8］谢京红，李海玉，张瑶，等．蔡连香治疗复发性流产的思路和经验［J］．中国中医基础医学杂志，2014，20（12）：1647－1648.

图书在版编目（CIP）数据

一本书看懂妇科常见病／王晓媛主编.—太原：
山西科学技术出版社，2022.8（2023.5重印）

ISBN 978－7－5377－6198－7

Ⅰ.①—… Ⅱ.①王… Ⅲ.①妇科病—常见病—防治
Ⅳ.①R711

中国版本图书馆 CIP 数据核字（2022）第 106403 号

一本书看懂妇科常见病

出 版 人	阎文凯
编　　著	王晓媛
责 任 编 辑	王　璇
封 面 设 计	吕雁军

出 版 发 行　山西出版传媒集团·山西科学技术出版社
　　　　　　地址　太原市建设南路 21 号　邮编　030012
编辑部电话　0351－4922135
发 行 电 话　0351－4922121
经　　销　各地新华书店
印　　刷　山西东智印刷有限公司

开　　本	880mm×1230mm　1/32
印　　张	4
字　　数	100 千字
版　　次	2022 年 8 月第 1 版
印　　次	2023 年 5 月山西第 2 次印刷

书　　号	ISBN 978－7－5377－6198－7
定　　价	28.00 元